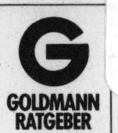

MORRIS NOTELOVITZ
MARSHA WARE

Aufrecht bis ins hohe Alter!

Knochenschwund ist vermeidbar
Osteoporose erkennen, vorbeugen, mildern

Mit einem Vorwort
von Prof. Dr. med. Ch. Lauritzen

Deutsche
Erstveröffentlichung

GOLDMANN VERLAG

Originalverlag: Triad Publishing Company, Inc., Gainesville/USA
Titel der Originalausgabe: »Stand tall! The Informed Woman's
Guide to Preventing Osteoporosis«

Aus dem Amerikanischen übertragen von Roland Pawlowski

Der Goldmann Verlag
ist ein Unternehmen der Verlagsgruppe Bertelsmann

Made in Germany · 9/89 · 11. Auflage
Genehmigte Taschenbuchausgabe
© 1982 by Morris Notelovitz
© der deutschsprachigen Ausgabe 1984 by Wilhelm Goldmann Verlag,
München. Alle Rechte vorbehalten. Textauszüge und jegliche Wieder-
gabe sind nur mit schriftlicher Genehmigung des Verlages gestattet.
Umschlaggestaltung: Design Team München
Satz: Filmsatz Schröter GmbH, München
Druck: Presse-Druck Augsburg
Verlagsnummer: 10945
Lektorat: Dr. Gertrud Marotz · JJ
Herstellung: Sebastian Strohmaier/AS
ISBN 3-442-10945-0

Inhalt

Vorwort 9

Einleitung 11

Weshalb Sie sich über die Osteoporose Gedanken
machen sollten 13

1. Ihre Knochen und wie sie sich verändern 15

Neubildung der Knochen 16

Die Knochen sind nicht alle gleich beschaffen 18

Der Einfluß des Alters auf die Knochen 22

Worin unterscheiden sich die Knochen von Frauen und
Männern? 23

2. Was bedeutet Osteoporose? 25

Mögliche Folgen der Osteoporose 28
  Wirbelbrüche 28 · Frakturen des Handgelenks 32 · Frakturen des Oberschenkelhalses 34 · Die seelischen Folgen 37 · Die Geschichte von Eva 39

3. Wie Ihr Körper die Knochenmasse reguliert 42

Kalzium und die »Knochenhormone« 42
  Das Nebenschilddrüsenhormon 42 · Vitamin D 43 · Kalzitonin 44

Knochenverlust im Klimakterium 44
  Was sich wirklich ereignet 45 · Wie Östrogen die »Knochenhormone«
  beeinflußt 45 · Wie Östrogen andere Hormone beeinflußt 46

4. Werden Sie die Osteoporose bekommen? 49

Risikofaktoren, die Sie nicht beeinflussen können 50
  Alter zur Zeit des Klimakteriums 50 · Genetische Faktoren 52 · Die
  Struktur der Knochen 52 · Krankheit 52

Risikofaktoren, die Sie – manchmal – beeinflussen
können 53
Wieviel wiegen Sie? 53 · Haben Sie jemals orale Schwangerschaftsverhü-
tungsmittel gebraucht? 57 · Wie viele Kinder haben Sie geboren? 58 ·
Essen Sie gut? 59 · Sind Sie Vegetarierin? 63 · Haben Sie genügend
Bewegung? 64 · Sind Sie Raucherin oder rauchen Sie nicht? 69 · Trinken
Sie Alkohol im Übermaß? 70 · Welche Medikamente nehmen Sie? 71 ·
Enthält Ihr Trinkwasser Fluor? 73 · Die Umweltverschmutzung? 74

Warum bekommen Männer kaum Osteoporose? 74

5. Wie man den Knochenverlust feststellt 76

Das Problem der Erkennung 76

Anzeichen für bereits eingetretenen oder drohenden
Knochenverlust 77
Werden Sie kleiner? 77 · Haben Sie eine durchscheinende Haut? 77 ·
Haben Sie Parodontose? 79

Tests: Welche diagnostischen Untersuchungsverfahren
stehen zur Verfügung und wie gut sind sie? 80
Blut- und Urintests 80 · Röntgenaufnahmen des Rückgrats oder der
Hüfte 81 · Radiogrammetrie 82 · Röntgenuntersuchung des Kiefers 82 ·
Einfache Photonenabsorptionsmessung 83 · Computer-Tomografie
(CT) 84 · Doppelte Photonenabsorptionsmessung 84 · Zusammenfas-
sung 88

6. Wie man der Osteoporose vorbeugen kann 90

Nehmen Sie genügend Kalzium zu sich 90
Erhalten Sie das Kalziumgleichgewicht 91 · Gute Kalziumquellen 92 ·
»Aber ich vertrage keine Milch« 93 · Ratschläge, wie Sie den Kalziumge-
halt Ihrer Mahlzeiten erhöhen können 94 · Kalzium ohne Kalorien 95 ·
Welches Kalziumpräparat ist das beste 96 · Die Bedeutung von Vitamin D
97 · Ist es möglich, daß ich zuviel Kalzium zu mir nehme? 98 · Kalzium
und hoher Blutdruck 98 · Hüten Sie sich vor den »Knochenräubern«! 99 ·
Essen Sie eher vegetarisch! 103 · Beachten Sie das Kalzium-Phosphor-
Verhältnis in Ihrer Nahrung 104

Schalten Sie alle sekundären Faktoren soweit wie
möglich aus 105
Bestimmte Medikationen 105 · Rauchen 106 · Alkohol 106

Treiben Sie Gymnastik um der Gesundheit willen! . . . 107
Welche Art von Gymnastik sollten Sie treiben? 107 · Wieviel körperliche
Übung brauche ich? 108 · Übungen zur Stärkung von Herz und Kreis-
lauf 108

Lassen Sie die Knochenmasse regelmäßig überprüfen! 111

Falls Ernährung und körperliche Übungen nicht
ausreichen 112

Natrium-, Kalzium- und Phosphorgehalt von
Lebensmitteln 113

7. Das Für und Wider der Östrogentherapie 124

Beweise, die für die Östrogentherapie sprechen 124
Die Folgerungen 125
        Die Meinung der Experten 128
Auf welche Weise verhindern Östrogene
die Osteoporose? 129
Wer sollte Östrogene einnehmen? 129
Wer sollte keine Östrogene einnehmen? 130
Das Risiko eines Uteruskarzinoms 131
Das Risiko eines Brustkarzinoms 134
Andere mögliche Risiken 135
Sollten Sie sich einer Östrogentherapie unterziehen? . . 136
        Wenn Sie sich für Östrogene entscheiden 136 · Wenn Sie sich gegen
        Östrogene entscheiden 139

8. Wenn Sie bereits Osteoporose haben 140

Was Sie gegen eine Verschlimmerung
Ihrer Osteoporose tun können 141
        Ernährung 141 · Körperliche Übungen 141 · Medikamente beim prakti-
        schen Vorgehen gegen die Osteoporose: Eine Auswahl 148 · Was bringt
        die Zukunft? 151

9. Wie Sie Ihre Tochter
vor der Osteoporose bewahren können 152

10. Fallbeispiele 154

Frauen ohne äußere Anzeichen von Osteoporose 154
Von der Osteoporose bereits befallene Frauen 164

11. Eine gesunde Zukunft planen 174

Verzeichnis medizinischer Fachausdrücke 175
Kalzium-Tagebuch 184

Für ein unbeschwertes Klimakterium

M. N.

Für meine Eltern, denen ich meine Erziehung
und Ausbildung verdanke.

M. W.

Danken möchten wir der Leitung und den Mitarbeitern des »Center for Climacteric Studies« für ihre Hilfe und Zusammenarbeit, den Patientinnen, die am Screening-Programm für Osteoporose teilgenommen haben, für ihre Einwilligung zur Benutzung der sie betreffenden Aufzeichnungen, Unterlagen und Daten, sowie den Frauen, die so freundlich waren, uns und Ihnen ihre Empfindungen und Erfahrungen mitzuteilen. Ganz besonderer Dank gebührt Herrn Paul Mullins für seine Bemühungen, die aktuelle Literatur zum Themenkreis zu sichten und für unsere Arbeit bereitzustellen.

Vorwort

Die Osteoporose ist eine der häufigsten organischen Erkrankungen der Frau in der Postmenopause. Sie stellt ein schwerwiegendes medizinisches und soziales Problem und eine belastende Hypothek für das Alter dar, das den meisten potentiell Betroffenen gar nicht genügend bekannt ist. Auch in der Praxis der täglichen ärztlichen Behandlung wird sie zweifellos öfter nicht erkannt und vielfach als Rheuma, Arthrose oder unter manchen anderen Diagnosen verkannt. Dabei ist die Medizin heute in der Lage, sie zu verhüten, frühzeitig zu erkennen und wirksam zu behandeln. Neben den oft vieldeutigen Symptomen der Osteoporose stellen Spontanfrakturen an der Wirbelsäule, von Radius, Rippen und Schenkelhals die Hauptkomplikation der Osteoporose dar. Krankenhäuser, Rehabilitationskliniken und Altenpflegeheime sind voll von Patientinnen, die unter den Beschwerden und Komplikationen der Osteoporose leiden. Selbstverständlich entstehen so auch erhebliche Kosten und viel menschliches Leid.

Die vorliegende Monographie, die sich an den Laien wendet, sagt der Osteoporose den Kampf an. Verständlichmachung, Information und Aufklärung über diese Erkrankung sind Ziel dieses Buches mit der Absicht, Vorbeugung, frühe Erkennung und rechtzeitige sachgerechte Behandlung zu erreichen. Mit dem gerade oft Amerikanern eigenen Sinn für allgemeinverständliche Darstellung und praktische Gesichtspunkte haben Morris Notelovitz und Marsha Ware aus dem Zentrum für die Untersuchung des Klimakteriums es verstanden, Grundwissen, wissenschaftliche Tatsachen und nützliche Hinweise zu einem leicht lesbaren, ja spannenden Text zu verbinden, der dennoch einen hohen qualitativen Standard hat. Obwohl Östrogenen in der Ätiologie und Pathogenese der Postmenopause eine Schlüsselrolle zukommt, wird das Problem eines so vielfältigen multikausalen Krankheitsbildes von den Verfassern niemals einseitig oder aus einem zu engen Blickwinkel gezeichnet.

Es ist zu hoffen, daß dieses Buch auch im deutschen Sprachgebiet den verdienten Erfolg erringen wird und damit vielen Menschen den Weg zur Selbsthilfe zu weisen vermag.

Prof. Dr. med. Christian Lauritzen
Ärztlicher Direktor der
Universitäts-Frauenklinik Ulm

Einleitung

Dieses Buch wurde geschrieben, um einem dringenden Informationsbedürfnis nachzukommen und Kenntnisse über die Osteoporose und die praktische Vorbeugung zu liefern. Bei älteren Frauen tritt die Osteoporose nämlich häufiger auf als Herzanfälle, Schlaganfälle, Diabetes, rheumatische Gelenkentzündung oder Brustkrebs. Damit ist sie zu einer der größten Bedrohungen Ihrer Gesundheit im fortgeschrittenen Alter geworden; sie beeinträchtigt nicht nur die Lebensfreude, sondern auch die Lebensdauer.

Lange Zeit betrachtete man das Auftreten der Osteoporose-Symptome (die bis zu Verkrüppelung reichen) als Teil eines natürlichen Alterungsprozesses; erst jetzt beginnt man, den Krankheitscharakter zu erkennen und diesem Vorgang die gebührende Aufmerksamkeit zu widmen. Das Buch »Aufrecht bis ins hohe Alter!« berücksichtigt den jüngsten Stand der weltweiten Forschung. Die wissenschaftlichen Daten werden soweit wie möglich allgemeinverständlich wiedergegeben, damit Sie diese Informationen für Ihr eigenes Vorbeugungsprogramm verwenden können. Es ist unser Ziel, Ihnen all das, was der Wissenschaft derzeit über die Osteoporose bekannt ist, verständlich zu machen, damit Sie, gemeinsam mit Ihrem Hausarzt – »Nur der informierte Patient ist ein guter Patient!« –, alle erforderlichen Vorbeugungsmaßnahmen treffen können.

»Aufrecht bis ins hohe Alter!« enthält die Information, die Sie brauchen. Lesen Sie das Buch, denken Sie darüber nach und

sprechen Sie mit Ihrem Hausarzt darüber, ob Sie osteoporosege-
fährdet sind, und über den besten Weg, der Osteoporose vorzubeugen. Als Frau können Sie ruhig davon ausgehen, daß nach
den Wechseljahren noch mindestens ein Drittel Ihres Lebens vor
Ihnen liegt. Werden Sie also eine informierte und bewußte
Wahrerin Ihrer Gesundheit und sorgen Sie aktiv dafür, daß Sie
auch während der Jahre nach dem Klimakterium nichts von Ihrer
Lebensqualität aufs Spiel setzen.

Morris Notelovitz
Marsha Ware

Weshalb Sie sich über die Osteoporose Gedanken machen sollten

Osteoporose ist keine Krankheit für sich; sie ist vielmehr das Endergebnis eines stark fortschreitenden oder allmählichen Verlusts von Knochensubstanz. Wir verstehen darunter eine stufenweise Verdünnung und zunehmende Porosität der Knochen (daher der Name Osteoporose). Diese Symptome treten mit zunehmendem Alter häufig auf. Sie können allerdings durch eine Vielzahl von Faktoren gefährlich beschleunigt, glücklicherweise auch gezielt verlangsamt oder auch ganz gebremst werden.

Osteoporose ist ein schmerzhafter Prozeß, der zu Mißbildung und Schwäche führt. Mit fortschreitender Verdünnung und Schwächung der Knochen verlieren sie die Fähigkeit, den physischen Anforderungen des Alltags standzuhalten. Die landläufige Vorstellung von der »kleinen alten Dame« geht auf die ältere Frau zurück, deren Knochenverlust so weit fortgeschritten ist, daß sie mehrere Zentimeter an Körpergröße verloren hat; eine Folge davon ist, daß sie gebeugt geht, weil ihr Rückgrat – zumeist schmerzhaft – zusammengefallen ist. Solch eine Frau hat den klassischen »Matronenbuckel«. Immer wieder auftretende Rückenschmerzen und häufig auch Brüche von Handgelenk, Hüfte oder Oberschenkelhalsknochen sind die bekannten Begleiterscheinungen.

Osteoporose ist ein typisches Frauenleiden. Der Knochenverlust beginnt bei Frauen früher, und er schreitet auch doppelt so schnell fort wie bei Männern. Bei 25 Prozent aller Frauen kommt es nach den Wechseljahren zur Osteoporose. Von denjenigen Frauen, die kein natürliches Klimakterium erfahren, sondern deren Menopause z. B. auf einem chirurgischen Eingriff wie etwa der Entfernung der Eierstöcke beruht, leiden, sofern keine zusätzliche Hormonzufuhr erfolgt, bis zu 50 Prozent an Osteoporose.

Osteoporose ist, das mag erschreckend klingen, unheilbar; aber man kann ihr auf überraschend einfachen und sehr effizienten Wegen vorbeugen: richtige Ernährung, entsprechende Gymnastik und – bei manchen Frauen wichtig – eine Therapie zum Hormonersatz. Zur Erzielung ihrer optimalen Wirksamkeit müssen diese Wege jedoch eingeschlagen und konsequent begangen werden, bevor der Knochenschwund einsetzt.

Gegenwärtig gibt es noch keine zufriedenstellende Behandlungsmethode zur Wiederherstellung einmal durch Osteoporose verlorengegangener Knochensubstanz. Wenn Sie frühzeitig damit beginnen, Ihren Knochen die ihnen gebührende Aufmerksamkeit zu widmen, können Sie aber der Osteoporose außerordentlich wirkungsvoll vorbeugen.

1

Ihre Knochen
und wie sie sich verändern

Ihr Skelett enthält 206 Knochen, und jeder dieser Knochen ist wichtig. Von dem Maße, in dem Sie diese Knochen beachten und pflegen, hängt es entscheidend ab, wie lange sie Ihnen erhalten bleiben und wie gut sie Ihnen dienen. Die Knochen bieten Ihrem Körper Stütze und Schutz, denn erst sie ermöglichen es, sich kontrolliert zu bewegen. Außerdem produzieren sie die Blutkörperchen und speichern 99 Prozent des körpereigenen Kalziums.

Wenn es nicht gerade zum Bruch eines Knochens kommt, schenken Sie Ihren Knochen wahrscheinlich kaum Beachtung. Und wenn Sie sich mit dieser Materie überhaupt noch nie beschäftigt haben, sind Sie vermutlich erstaunt zu erfahren, daß Knochen keineswegs etwas Festes, Solides und Lebloses sind, sondern daß es sich bei ihnen vielmehr um lebendes Gewebe handelt, reich ausgestattet mit Blutgefäßen, Nervenfasern und mit von Flüssigkeit gefüllten Kanälen.

Die Knochen zählen zu den kompliziertesten Körpergeweben. Und die Behauptung, daß fast alles, was mit Ihnen geschieht, auch Ihre Knochen beeinflußt, ist keine Übertreibung. Das ganze Leben lang werden Ihre Knochen durch spezielle Reize stimuliert: durch Erbanlagen, Ernährung, Hormone, körperliche Aktivitäten, Streß, Verletzungen, Krankheiten und Medikamente.

Neubildung der Knochen

Wie jedes lebende Gewebe wird der Knochen in fortwährendem Wechsel abgenutzt und regeneriert. Diesen Zyklus bezeichnet man als Knochenneubildung. Tatsächlich ist es so, daß kleine Knochenmengen auf der inneren Oberfläche (die Oberfläche, welche die Knochenmarkhöhle auskleidet) infolge Abbau (Resorption) verlorengehen, während sich gleichzeitig neues Knochengewebe an der äußeren Oberfläche bildet. Derselbe Prozeß der Knochenneubildung findet dort an nur mikroskopisch erkennbaren Oberflächenstrukturen des gesamten Knochens statt. Dadurch kräftigen und festigen sich die Knochen. Dieser Prozeß wird vom Körper so fein ausbalanciert, daß die Knochen niemals schwerer werden, als es ihre (und Ihre) freie Bewegungsfähigkeit zuließe. Die Knochenmasse, das heißt die gesamte Knochenmenge des Skeletts, wird also nur durch eine permanente Ausgewogenheit dieser beiden Vorgänge erhalten. Entsprechend den jeweiligen Bedürfnissen des Körpers verändert sich dieses Gleichgewicht ständig.

Woraus bestehen Knochen?

Das Knochengewebe ist aus winzigen Kalzium- und Phosphorkristallen zusammengesetzt, die in ein Gerüst von miteinander verbundenen Eiweißfäden eingebettet sind. Diese Eiweißfasern bestehen in erster Linie aus Kollagenen. Die Kalziumkristalle verleihen den Knochen Stärke, Härte und Festigkeit, während die Kollagenfasern die Knochen biegsam machen. Der Knochen enthält außerdem noch eine ganze Reihe anderer Stoffe, so z. B. Fluor, Natrium, Kalium, Magnesium und eine Menge Spurenelemente. Diese Materialien bilden gewissermaßen den »Mörtel«, der die »Ziegel« der Kalzium- und Phosphorkristalle zusammenhält.

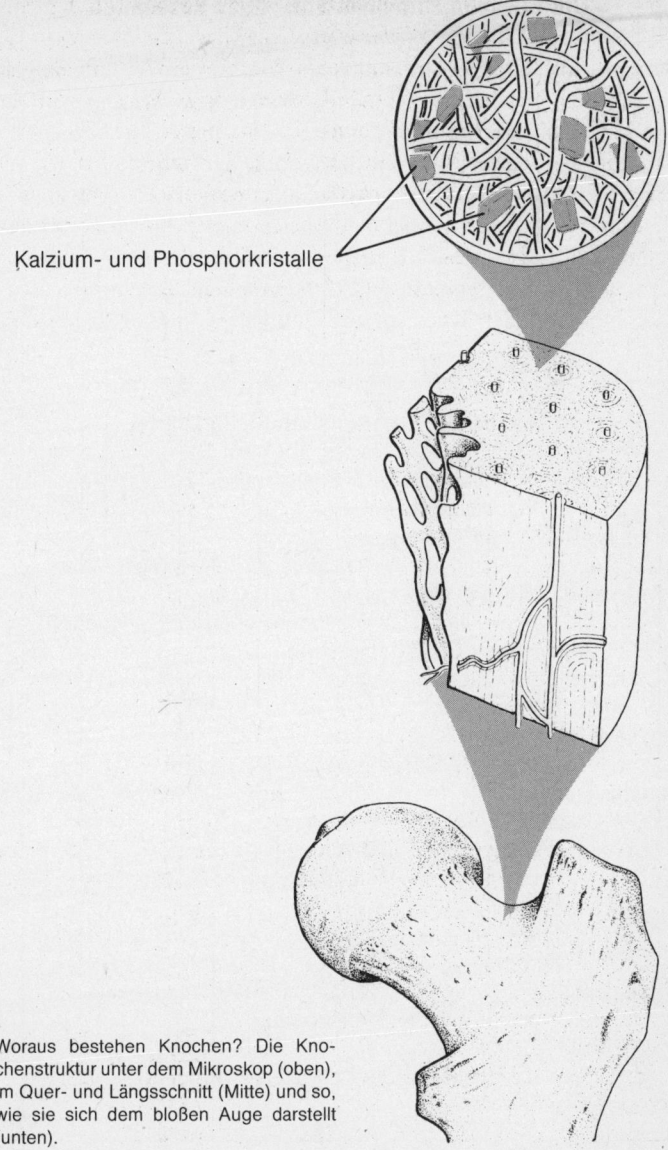

Kalzium- und Phosphorkristalle

Woraus bestehen Knochen? Die Knochenstruktur unter dem Mikroskop (oben), im Quer- und Längsschnitt (Mitte) und so, wie sie sich dem bloßen Auge darstellt (unten).

Die Knochen sind nicht alle gleich beschaffen

Obwohl alle Knochen den alterungsbedingten Veränderungen unterliegen, werden sie nicht alle in derselben Weise angegriffen. Die Unterschiede beruhen auf der strukturellen Zusammensetzung der beiden Grundarten des Knochengewebes.

Die erste ist die massive und feste Knochenrinde. Die zweite Grundform sind die Knochenbälkchen; sie sind porös und ähneln Honigwaben. Jeder Knochen ist aus diesen beiden Grundformen zusammengesetzt, wobei die innen gelegenen Knochenbälkchen von der Knochenrinde umgeben sind. Das relative

---

Wie es zur Knochenneubildung kommt

Die Bildung neuer Knochensubstanz ist nicht nur für das Wachstum erforderlich, sondern auch zur Wiederherstellung der vom physischen Streß des Alltags herrührenden mikroskopisch kleinen Brüche sowie zum Ersatz abgenutzter oder verbrauchter Knochen. Die Neubildung der Knochen erfolgt in einem vierstufigen Zyklus.

1. Der Zyklus beginnt mit einem geringen Abbau von Knochen in kleinsten Mengen. Die Osteoklasten, d. h. die Zellen, die die Knochen resorbieren (abbauen), graben mikroskopisch kleine Vertiefungen oder Hohlräume auf der inneren Oberfläche des Knochens.
2. Diese Hohlräume werden sodann durch die Osteoblasten, die knochenbildenden Zellen, ausgefüllt. Viele Osteoblasten sind erforderlich, um die Knochenmenge, die durch einen einzigen Osteoklasten abgetragen werden kann, wieder zu ersetzen.
3. Sobald die Osteoblasten an Ort und Stelle sind, produzieren sie die Kollagen-Matrix, also den Mutterboden für neues Knochenwachstum.
4. Nach ungefähr 10 Tagen werden die Kalzium- und Phosphorkristalle in dieses Gerüst eingelagert. Diesen Vorgang, der bis zu seiner Vollendung mehrere Wochen, mitunter sogar Monate benötigt, nennt man Knochenmineralisierung.

Die gesamte Zyklusdauer beträgt ungefähr drei bis vier Monate. Man schätzt, daß bei Erwachsenen jährlich 10 bis 30 Prozent der Knochen ersetzt werden.

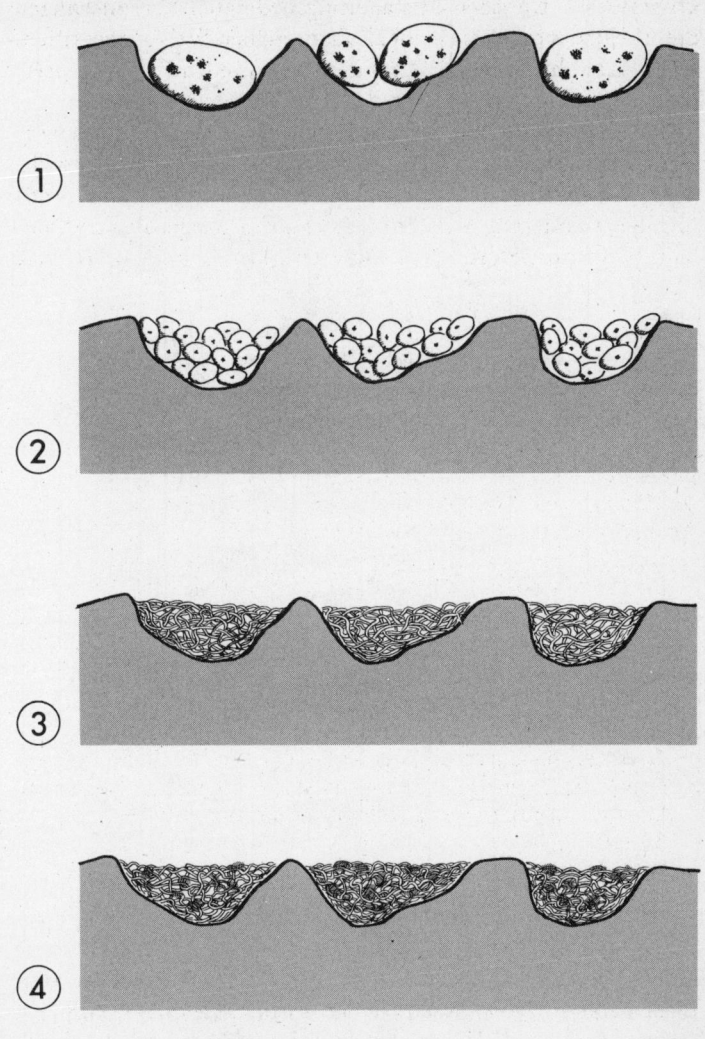

Die Knochenneubildung erfolgt in vier Stufen

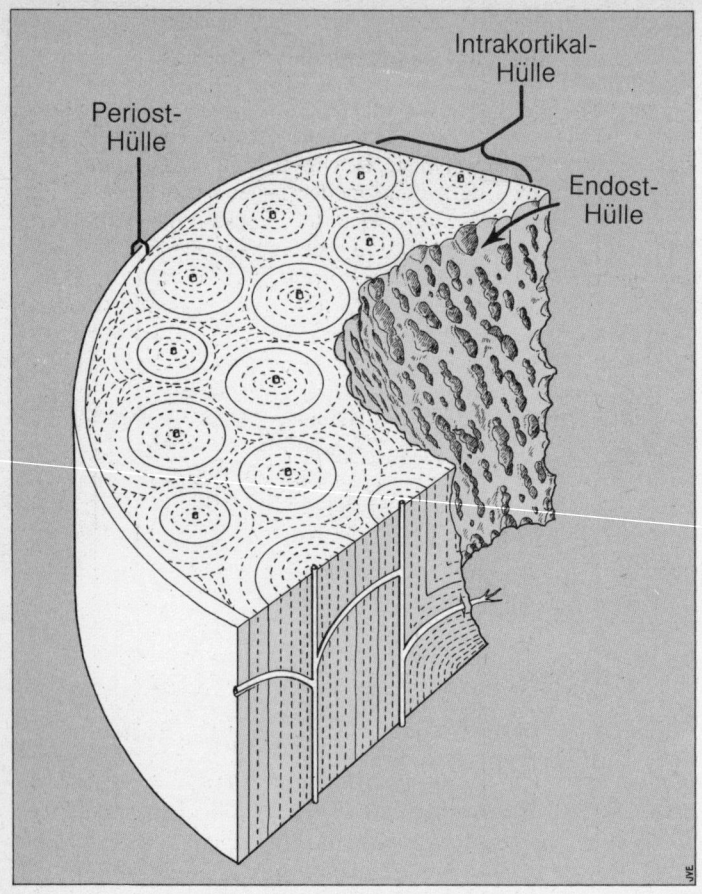

Längs- und Querschnitt durch einen Knochen

Größenverhältnis dieser beiden Grundarten des Knochengewebes ist von Knochen zu Knochen verschieden; es variiert sogar innerhalb der Teile eines einzelnen Knochens. So bestehen zum Beispiel die einzelnen Knochen der Wirbelsäule im wesentlichen nur aus Knochenbälkchen, die von einer dünnen Rindenschale umgeben sind. Das andere Extrem sind die harten und festen

Die »drei Gesichter« des Knochens

Der Knochen hat drei Oberflächen bzw. Hüllen. Jede dieser Hüllen hat anatomisch andere Charakteristika, wenngleich ihre Zell-Strukturen identisch sind. Die Endost-Hülle, welche die Markhöhle überzieht, bildet die Oberfläche; die äußere Oberfläche nennt man Periost-Hülle und das Material dazwischen wird als Intrakortikal-Hülle bezeichnet.

Im Laufe der Kindheit kommt es an der (äußeren) Periost-Hülle zur Knochenbildung, während eine kleinere Menge an der (inneren) Endost-Hülle abgebaut wird. Im Laufe der Adoleszenz kommt es an beiden Oberflächen zur Knochenbildung, was zu einer großen Zunahme an Knochenmasse insgesamt führt. Beim jungen Erwachsenen beginnt der Knochenabbau wiederum an der (inneren) Endost-Hülle, womit sich der Beginn des durch den Alterungsprozeß bedingten Absinkens der Knochenmasse ankündigt.

Im Gegensatz zum altersbedingten Knochenverlust, der sich an der Endost-Oberfläche abspielt, findet der auf Ruhigstellung oder längerer Bettruhe beruhende Knochenverlust in der Intrakortikal-Hülle statt.

---

langen Knochen der Arme und Beine: Sie bestehen hauptsächlich aus Knochenrinde, wobei wiederum an beiden Enden dieser langen Knochen starke Konzentrationen von Knochenbälkchen zu finden sind.

Trotz ihres zarten Aussehens sind die Knochenbälkchen in Wirklichkeit sehr fest – ihre Gitterkonstruktion bewirkt mit einem Minimum an Material höchste Tragfähigkeit. Doch gerade diese feinen Strukturen bieten aufgrund ihrer großen Oberfläche auch eine sehr große Angriffsfläche: Hier kann auch ein besonders deutlicher Knochenverlust eintreten. Darum sind also diejenigen Knochen oder Knochenteile, die am reichsten mit Knochenbälkchengewebe ausgestattet sind, bei Störungen der Knochenneubildung besonders gefährdet.

Der Einfluß des Alters auf die Knochen

Während des Älterwerdens verändert sich der menschliche Körper. Das Skelett bildet da keine Ausnahme. Deutlich sichtbar sind diese Veränderungen in den frühen Lebensjahren, wenn ein Kind heranwächst. Die später eintretenden Veränderungen sind weniger offensichtlich, aber sie finden nichtsdestoweniger statt.

Von der Geburt bis in das Endstadium des Jugendalters bildet sich im Menschen mehr neues Knochengewebe, als durch den Knochenabbau verlorengeht. Die Vergrößerung des kindlichen Knochengerüsts beruht also darauf, daß die Menge des an den äußeren Oberflächen neu gebildeten Knochengewebes größer ist als jene, die an den inneren Oberflächen abgebaut wird.

Die sogenannte Adoleszenz bringt eine Wachstumsbeschleu-

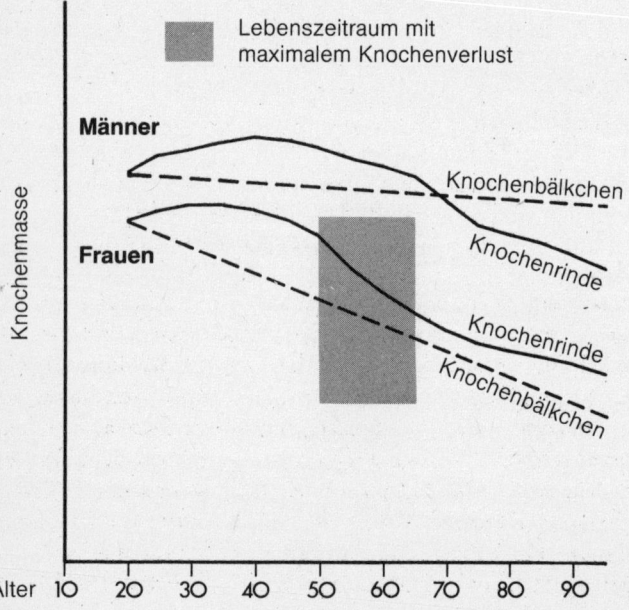

Knochenverlust im Laufe des Älterwerdens: Ein Vergleich zwischen Männern und Frauen.

nigung mit sich, die von einer intensiven Produktion von Sexualhormonen ausgelöst wird. Östrogen und Progesteron bei Mädchen sowie Androgene bei Knaben regen dabei u. a. auch die Bildung neuen Knochengewebes auf der äußeren Oberfläche an. Im späteren Stadium der Adoleszenz wird dann auch mehr Knochen an den inneren Oberflächen in der Intrakortikalhülle gebildet. Das in der Regel sehr deutliche, weil plötzlich sich steigernde Wachstum der Heranwachsenden beruht darauf, daß auf beiden, nämlich auf den inneren wie auf den äußeren Oberflächen des jugendlichen Knochengerüstes, neues Knochengewebe angelagert wird.

Obwohl sich das Wachstum schließlich verlangsamt, ist dies das Grundmodell des Prozesses, der sich so lange fortsetzt, bis der Mensch schließlich erwachsen ist. Doch auch in diesem Stadium des Lebens geht der Prozeß der Bildung neuen Knochengewebes an der äußeren und der des Abbaus von Knochengewebe an der inneren Oberfläche weiter. Jetzt wird jedoch mehr Knochengewebe abgebaut als neu gebildet, und die Knochenmasse beginnt sich langsam zu verringern.

Worin unterscheiden sich die Knochen von Frauen und Männern?

Frauen wie Männer erleiden während des Älterwerdens einen Verlust an Knochensubstanz. Der geschlechtsspezifische Unterschied liegt in der Menge und der Geschwindigkeit des Verlustes. So unglaublich es scheinen mag: Bereits in den ersten Jahren des zweiten Lebensjahrzehnts setzt – und zwar bei beiden Geschlechtern – infolge des Verlustes von Knochenbälkchen in der Wirbelsäule der Rückgang der Knochenmasse ein. Erstaunlicherweise verläuft dieser Knochenverlust bei Frauen viel schneller als bei Männern. Im Alter von achtzig Jahren hat eine Frau 47 Prozent – also fast die Hälfte! – der Knochenbälkchen verloren, ein Mann jedoch lediglich 14 Prozent.

Die Masse der Knochenrinde erreicht im Alter von etwa 30 bis

35 Jahren den Höchststand; von da an bis um das fünfzigste Lebensjahr erfahren beide Geschlechter nur einen leichten Substanzverlust, und zwar zunächst lediglich an den Röhrenknochen der Arme und Beine. Ab diesem Zeitpunkt aber, der sich ziemlich genau mit der Menopause festlegen läßt, entwickelt sich der Verschleiß von Knochenrinde bei der Frau zweimal so schnell wie beim Mann.

Besonders deutlich tritt dieser Schwund bei Frauen in den ersten fünf bis sechs Jahren nach der Menopause in Erscheinung, denn in dieser Zeit erfolgt der Knochenabbau besonders schnell. Danach kann man ein neues, allerdings negatives Grundmuster von Knochenneubildung feststellen, das sich in einer spiegelbildlichen Umkehrung des durch die Hormonproduktion bedingten Wachstums in der Adoleszenz manifestiert. Wenn eine Frau innerhalb dieser Lebensphase nichts unternimmt, um diesem rapiden Knochenverlust vorzubeugen, muß sie damit rechnen, daß sie im Alter von nur 55 Jahren genausoviel Knochensubstanz verloren hat, wie ihr während der gesamten Adoleszenz an Knochen zugewachsen ist.

Um das 65. Lebensjahr beginnt sich der Knochenverlust zu verlangsamen; das Ausmaß des weiblichen Knochenverlustes entspricht jetzt wieder etwa dem des Mannes. Vergessen Sie aber dabei nicht, daß – trotz der Verlangsamung dieses Prozesses – Frauen zu diesem Zeitpunkt bereits eine weitaus größere Menge an Knochen verloren haben als Männer. Als natürlicher Vorgang des Alterns setzt sich sodann bei Frauen wie bei Männern der Knochenverlust langsam, aber sicher fort.

2

Was bedeutet Osteoporose?

Eine bestimmte Menge von altersbedingtem Knochenverlust ist normal und, soweit bekannt, auch unvermeidbar. Osteopenie ist die normale Abnahme von Knochenmasse. Wird der Knochenverlust jedoch übermäßig oder erreicht er ein Stadium, in dem mikroskopisch kleine oder auch schon deutlicher erkennbare Frakturen stattfinden, sagt man, daß jemand an Osteoporose leidet. Sie entspricht in gewisser Weise einer Übersteigerung des normalen Prozesses der Osteopenie.

Die Osteoporose zählt heute zu den am häufigsten auftretenden Störungen im Knochengerüst. Bei der Osteoporose ist der Prozeß der Knochenneubildung nicht mehr ausgewogen, da die Knochen-Abbaurate die Rate der Knochenneubildung überschreitet. Wird hier nicht rechtzeitig vorgebeugt, können übermäßig große Mengen an Knochengewebe verlorengehen.

Die Osteoporose beeinflußt sowohl die Menge als auch die Stärke des Knochengewebes. Die porösen Knochenbälkchen geben als erste nach und werden noch poröser. Später, wenn sich der Knochen weiter reduziert, wird auch die Knochenrinde dünner und in Mitleidenschaft gezogen. Dünne, poröse Knochen sind schwach, und schwache Knochen brechen leicht. Zu Brüchen kommt es dann sehr schnell, wenn die Knochen nicht mehr kräftig genug sind, den physischen Belastungen des Alltags zu widerstehen.

Erscheinungsformen der Osteoporose: Die Wissenschaft unterscheidet gewöhnlich zwei Formen der Osteoporose, die primäre und die sekundäre. Die sekundäre Osteoporose beruht

Wie die Osteoporose den Knochen angreift. Die einzelnen Knochen der Wirbelsäule des Rückgrats (in der Abbildung »Vertebra«) und der obere Teil des Femurs (Oberschenkelknochen) sind für Störungen im Prozeß der Knochenneubildung besonders anfällig, da der Anteil an den honigwabenartigen Knochenbälkchen dort ganz besonders groß ist. Die Vertebrae bestehen bis zu 90% aus Knochenbälkchen. Mit dem Fortschreiten der Osteoporose gehen viele Knochenbälkchen verloren, und die dünne Rindenschale ist nicht länger imstande, das Gewicht, das sie gewöhnlich stützt, zu tragen, und sie bricht zusammen. Der obere Teil des Femurs enthält sowohl Knochenrinde als auch Knochenbälkchen. An seiner schwächsten Stelle, am Hals, dort wo das runde Ende in den langen und schweren Schaft des Knochens mündet, sind 50% Knochenbälkchen und 50% Knochenrinde vorhanden. Bei Osteoporose werden die Knochenbälkchen poröser und die äußere Rindenschale wird dünner. (Siehe Abb. gegenüber.)

in der Regel auf einer einzigen Ursache; sie rührt von einem Medikament oder einer Krankheit her, und sie kann gleichermaßen bei Männern wie bei Frauen, bei Kindern wie bei Erwachsenen auftreten. Die weitaus häufigere, primäre Osteoporose wiederum hat ihre Ursache in einem komplexen Zusammenspiel vieler Faktoren, wobei wahrscheinlich Erbanlage, Hormone und Ernährung große Rollen spielen. Zuweilen nennt man die primäre Osteoporose auch die nachklimakterische Osteoporose, da sie am häufigsten bei älteren Frauen auftritt. (Jüngsten Forschungsergebnissen zufolge ist innerhalb jeder dieser beiden Erscheinungsformen der Osteoporose noch eine weitere Differenzierung sinnvoll; man spricht hier von der Trabekular- und der Kortikal-Osteoporose, je nachdem, ob die Knochenbälkchen oder die Knochenrinde stärker angegriffen sind. Bisher ist noch nicht bekannt, ob hier tatsächlich zwei verschiedene Probleme mit unterschiedlichen Ursachen vorliegen, die ihrerseits wiederum durch unterschiedliche Vorbeugungsmaßnahmen zu bekämpfen sind.)

Ein osteoporotischer Knochen unterscheidet sich prinzipiell in keiner Weise vom normalen Knochen; er besitzt lediglich weniger Knochensubstanz. Dies unterscheidet die Osteo-

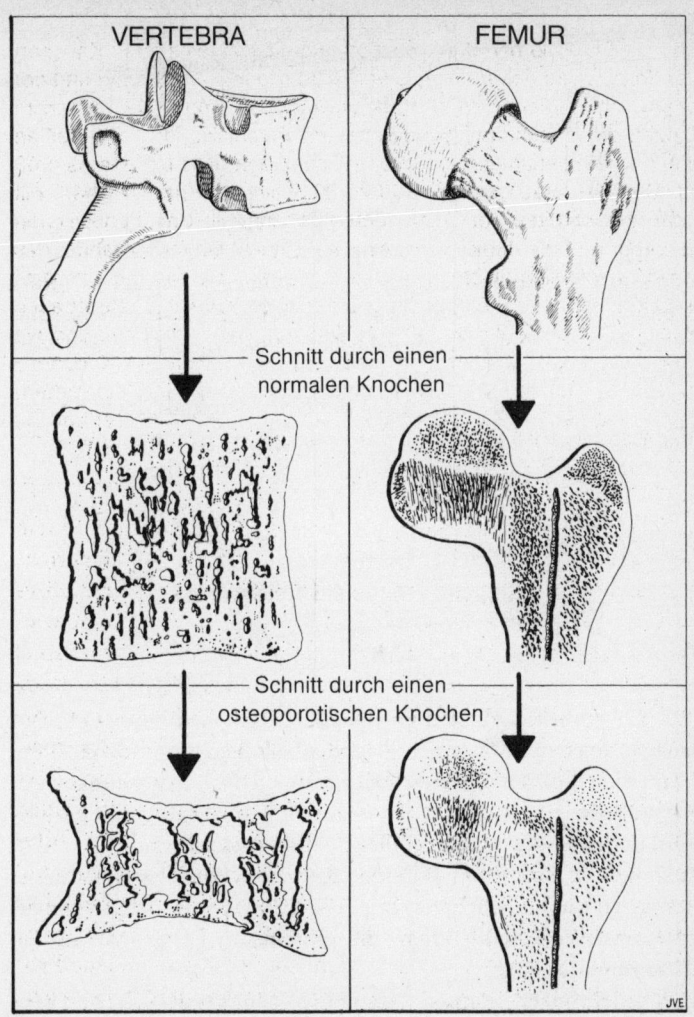

VERTEBRA   FEMUR

Schnitt durch einen
normalen Knochen

Schnitt durch einen
osteoporotischen Knochen

porose von fast allen anderen Knochenkrankheiten, von denen
die meisten mit einem abnormalen Aufbau des Knochens zusammenhängen. Bei der Osteomalazie zum Beispiel, bei Erwachsenen das Äquivalent zur Rachitis, mangelt es im Kollagengerüst

an Kalzium- und Phosphorkristallen. Gewöhnlich durch Mangel an Vitamin D verursacht, ist die Rachitis häufiger in Gegenden mit geringer Sonnenscheindauer anzutreffen, denn die Sonneneinstrahlung regt die Produktion von Vitamin D im Körper an.

Manchmal tritt die Osteomalazie zusammen mit der Osteoporose auf. So leiden in Nordeuropa ungefähr 25 Prozent der Frauen mit osteoporosebedingten Oberschenkelhalsfrakturen auch an Osteomalazie. In den USA hingegen beträgt die Zahl weniger als 10 Prozent, was u. a. auf viel Sonnenlicht und außerdem auf mehr Vitamin-D-haltige Nahrung zurückgeführt wird.

So komplex und verschieden die Ursachen und Mechanismen der Osteoporose auch sind, das Endergebnis ist immer dasselbe: schwache und anfällige Knochen, die leicht brechen.

Mögliche Folgen der Osteoporose

Wirbelbrüche

Da die einzelnen Knochen der Wirbelsäule, die Wirbel, sich primär aus den netzartigen Knochenbälkchen zusammensetzen, kann man die ersten Anzeichen, aber auch die Auswirkungen der Osteoporose zuerst an ihnen wahrnehmen. Analog zu den Jahren, in denen die Wirbel immer poröser und schwächer werden, in denen sie auch ihren Tribut an Knochenverlust zahlen, durchschreiten die Knochen verschiedene Stufen struktureller Deformation, bis sie schließlich – im extremsten Falle – tatsächlich zusammenbrechen.

Wirbelkörper können tatsächlich ganz plötzlich brechen, wenn nämlich die zu schwach gewordenen Knochen der Wirbelsäule das Körpergewicht nicht mehr zu tragen vermögen. Noch häufiger geht ein Bruch von Wirbelsäulenknochen jedoch auf jähe Versuche zurück, das Rückgrat aus einer zusammengezogenen in eine gestreckte Lage zu bringen. Erfolgen kann dies durch

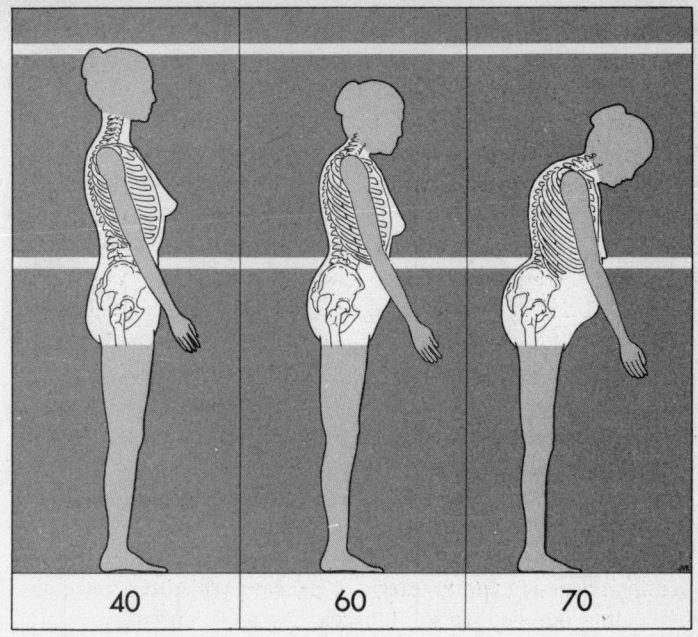

Die zusammenschrumpfende Frau. Durch den Osteoporose-Kollaps geschwächte Knochen der Wirbelsäule des Rückgrats verursachen einen Verlust an Körpergröße (und zwar lediglich im Oberkörper), eine nach innen gerichtete Krümmung des unteren Teils der Wirbelsäule, eine Außenkrümmung des oberen Teils der Wirbelsäule und einen vorgestreckten Unterleib.

alltägliche Handlungen wie durch das Öffnen eines Fensters, das Hochheben eines Kindes oder auch beim Bettenmachen.

Wenn gleich mehrere Wirbel zusammenbrechen, was gelegentlich auch vorkommt, können fünf Wirbel den Raum ausfüllen, den normalerweise nur drei ausfüllen. Fortlaufende Brüche können dazu führen, daß der Brustkorb auf die Hüften kippt und möglicherweise erst auf den Hüftknochen zur Ruhe kommt. Die äußerlich sichtbaren Folgen sind: eine Außenkrümmung des oberen Teils der Wirbelsäule (Kyphose, auch »Matronenbuckel« genannt), ferner eine nach innen gerichtete Krümmung des unteren Teils der Wirbelsäule (Lordose) und ein damit einherge-

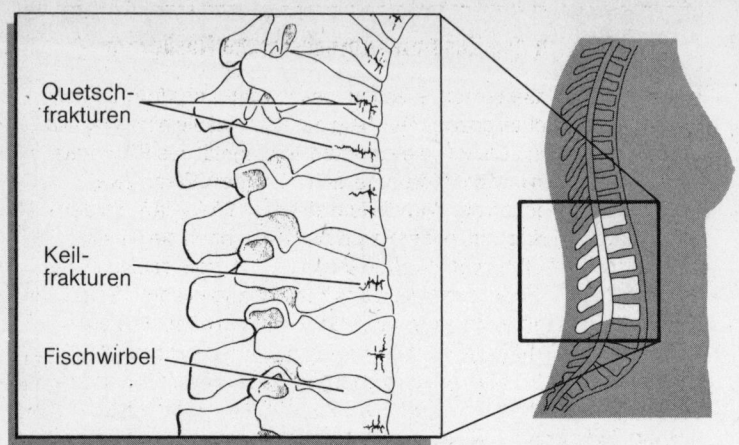

Arten von Wirbelsäulenbrüchen. Die meisten Brüche der Wirbelsäule ereignen sich im mittleren Rückenabschnitt. Je nach den Schweregraden kann man sie folgendermaßen einteilen: »Fischwirbel«, Keilfrakturen und Quetschfrakturen.

hender vorgestreckter Unterleib, da die nach unten gerichtete Bewegung der Rippen die inneren Organe nach außen drängt. Der diesen Vorgang ständig begleitende Schmerz ist außerordentlich groß.

Die körperlichen Mißbildungen, welche die Brüche oder Frakturen innerhalb des Rückgrats begleiten, entsprechen in ihren graduellen Abstufungen dem jeweiligen Ausmaß des Gebrechens: So verringert sich die Körpergröße z. B. in kleinen Schritten von jeweils ca. 2,5 Zentimetern oder mehr, je nachdem, ob dieser Entwicklung der Zusammenbruch von einem oder von mehreren Wirbelkörpern zugrunde liegt. Es ist nicht selten, daß eine Frau mit Osteoporose innerhalb von nur wenigen Wochen rund 5 Zentimeter kleiner wird. Unter Umständen kann sie insgesamt 20 Zentimeter und mehr von ihrer normalen Körpergröße als Erwachsene verlieren, und dies allein im Oberkörper. Die Länge der Röhrenknochen der Arme und Beine verändert sich dabei nicht. Es ist leider nur zu verständlich, daß derartige Frakturen und die daraus folgenden Mißbildungen und Gebrechen immer von starken Schmerzen begleitet werden.

Phasen des Zusammenbruchs eines Rückgrats

In den ersten Phasen eines Knochenzusammenbruchs formen sich die in Mitleidenschaft gezogenen Teile der Wirbelsäule bikonkav – in dem vergeblichen Versuch, die strukturelle Integrität des Rückgrats aufrecht zu halten und das Körpergewicht zu tragen. Wenn zwei benachbarte Knochen der Wirbelsäule auf diese Weise in Mitleidenschaft gezogen sind, nimmt der Raum zwischen ihnen die Gestalt eines Fisches an. Schließlich ist die Belastung so groß, daß auch die vordere Seite (die der Vorderseite des Körpers zugewandte Seite) des Knochens zusammenbrechen kann. Dabei kommt es zu dem, was Ärzte eine charakteristische »Keilfraktur« nennen; sie ist leicht auf dem Röntgenschirm zu erkennen. Bei einem fortschreitenden Prozeß kann auch die hintere Seite (die der Rückseite des Körpers zugewandte Seite) des Knochens zusammenbrechen. Dann handelt es sich um einen kompakten und total zusammengebrochenen Wirbelkörper (eine »Quetschungs«-Fraktur). Eingekeilte und gequetschte Wirbelbeine des Rückgrats finden sich meist in der mittleren Rückenregion, an der Verbindungsstelle der Brust- und Lendenwirbel, denn das sind die Wirbel, die das meiste Gewicht tragen.

Die stärkste Häufung von Rückgratfrakturen tritt im allgemeinen im Alter zwischen 50 und 70 Jahren auf, wobei das Alter um 60 Jahre besonders gefährdet ist. Bei rund 50% aller 65 Jahre alten Frauen finden sich bei einem oder bei mehreren Knochen der Wirbelsäule erkennbare Verkeilungen, und bei 10% dieser Gruppe ist zumindest einer der Knochen der Wirbelsäule völlig zusammengebrochen.

Wenn erst einer der Wirbel zusammengebrochen ist, hat sich bei einer Frau die Gefahr, daß es zu einer weiteren Serie von Brüchen kommt, durchaus nicht gemindert, im Gegenteil. Entscheidend für ihre weitere Gefährdung sind der Grad der Osteoporose und/oder mögliche Fremdeinwirkungen wie z. B. ein Unfall oder körperlicher Streß.

Der Schmerz bei Frakturen des Rückgrats: Der die Frakturen der (spinalen) Wirbel des Rückgrats begleitende Schmerz verläuft typischerweise nach einem Grundmuster in zwei Stufen. Der überaus heftige Schmerz in der akuten Phase ist an der Bruchstelle lokalisiert. Der Schmerz geht nicht auf die Fraktur allein zurück. Ursache dafür ist auch die Verletzung des die Bruchstelle umgebenden Gewebes. Hinzukommen kann auch ein diesen Vorgang begleitender Muskelkrampf. In der Regel währt diese Phase ein bis vier Wochen, d.h. so lange, bis der Knochen selbst in der neuen, zusammengebrochenen Form verheilt ist.

Der akuten Phase folgt die chronische Phase; sie kann zwischen sechs Monaten bis zu einem Jahr dauern. Die in dieser Zeit empfundenen Schmerzen sind zwar weniger heftig, reichen dafür aber von der Mitte bis in den tieferen Teil des Rückens; sie rühren hauptsächlich von Muskelkrämpfen und von einer Überanstrengung des Ligaments her. Sobald die chronische Phase vorüber ist, befindet sich die Frau im sogenannten Zustand der Remission, die nicht mehr von Schmerz oder Muskelkrämpfen begleitet ist, ... bis ein weiterer Wirbelkörper bricht.

Frakturen des Handgelenks

Zu einem Bruch des Handgelenks kommt es nicht selten, wenn eine Frau den Arm ausstreckt, um die Wucht eines Sturzes aufzufangen. Auf diese Weise entstandene Brüche nennt man Radiusfrakturen. Obwohl sie gewöhnlich leicht heilen und nicht zu einer nachfolgenden Verkrüppelung führen, können sie doch als Hinweis darauf dienen, daß der Verlust von Knochenrinde bereits eingesetzt hat. Außerdem können sie auch die sehr viel ernstere Fraktur des Oberschenkelhalses »ankündigen«.

Der untere Teil des Radius (der kürzere und dickere der beiden Unterarmknochen) enthält ungefähr 25 Prozent Knochenbälkchen und 75 Prozent Knochenrinde. Ein Verlust der beiden Knochenarten verdünnt und schwächt den Knochen; er ist im allgemeinen auch Mitursache für das deutliche Ansteigen

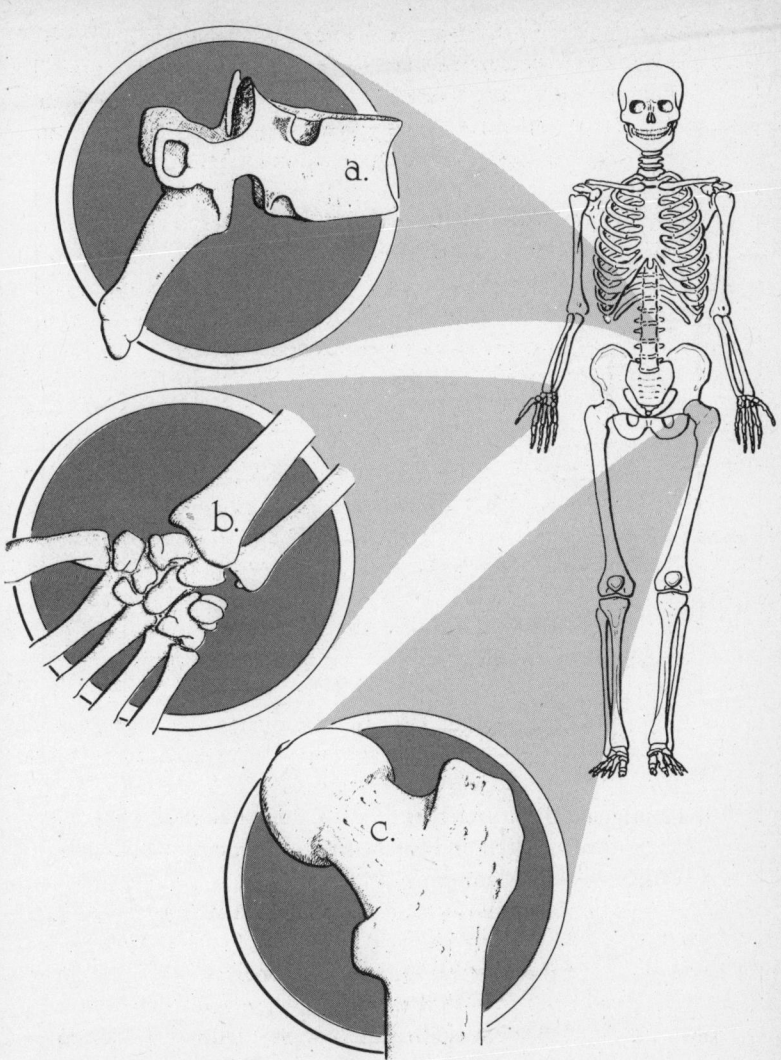

Die drei wichtigsten Stellen, an denen durch Osteoporose bedingte Frakturen auftreten; Frakturen der Wirbel des Rückgrats, des Handgelenks und des Oberschenkelhalses beruhen überwiegend auf Osteoporose, wenngléich auch andere Arten von Brüchen nicht ungewöhnlich sind.

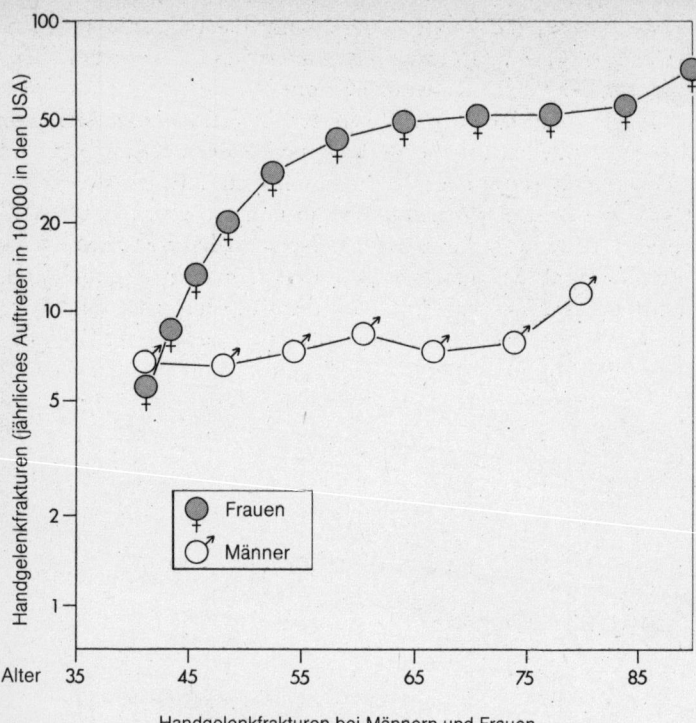

Handgelenkfrakturen bei Männern und Frauen

von Handgelenkfrakturen bei Frauen im Alter von über 50 Jahren. In diesem Alter sind solche Frakturen bei Frauen zehnmal häufiger als bei Männern.

Frakturen des Oberschenkelhalses

Frakturen des Oberschenkelhalses sind zweifellos die ärgsten Folgen der Osteoporose, da sie häufig zur Körperbehinderung und Lebensbedrohung führen. Wegen des verhältnismäßig höheren Gehalts an harter Knochenrinde im oberen Teil des Femur sind es gerade die älteren Frauen mit fortgeschrittener

Osteoporose, die häufig Oberschenkelhalsfrakturen erleiden. (Der Faktor, der das Zustandekommen dieser Brüche beschleunigt, ist der Verlust an Knochenrinde.)

Lange Zeit war man wirklich der Ansicht, Frauen seien für Oberschenkelhalsbrüche deshalb besonders anfällig, weil sie schwerfällig seien oder über ihre langen Kleider stolperten. Natürlich wissen wir heute, wie unsinnig so etwas ist und daß Frauen deshalb stärker unter Oberschenkelhalsfrakturen zu leiden haben als Männer, weil ihre Knochenverluste größer sind. Im Gegensatz zu den Frakturen des Rückgrats, die sich völlig unvorhergesehen ereignen können, sind Oberschenkelhalsfrakturen gewöhnlich die Folge einer Verletzung. Wenn auch häufig kausal durch einen Unfall, wie durch einen Sturz in der Badewanne oder durch das Ausgleiten über einen Teppich, ausgelöst, ist die Fraktur doch immer nur Folge einer Fremdeinwirkung,

---

Anatomie der Oberschenkelhalsfraktur

Genaugenommen ist dies ein Bruch des oberen Teils des Oberschenkelknochens, des Femur. Die meisten Frakturen finden an der schwächsten Stelle des Schenkelhalses statt, obwohl es auch im Femurschaft oder im Femurkopf zu Brüchen kommen kann.

Oberschenkelhalsfrakturen machen sofortige medizinische Behandlung erforderlich; dabei ist die Patientin (oder der Patient) in der Regel drei bis sechs Wochen hospitalisiert. Zur Verbindung der gebrochenen Abschnitte des Knochens benutzt man Metallstifte oder Schrauben; ernstere Frakturen können den Ersatz des Femurkopfes durch eine Prothese erforderlich machen. Die Genesung von einer Oberschenkelhalsfraktur ist vom Ausmaß der Fraktur, vom Alter des Patienten und von seinem allgemeinen Gesundheitszustand abhängig.

Nach einer Oberschenkelhalsfraktur kann es zu ernsthaften und auch verhängnisvollen Komplikationen kommen. Ist der Schenkelhals gebrochen und verheilt nicht, kann die Versorgung des Femurkopfes mit Blut aufhören, so daß der Femurkopf abstirbt. In einem solchen Fall muß der Femurkopf entfernt und durch ein prothetisches Werkstück ersetzt werden.

---

der ein normaler Knochen leicht widerstehen könnte. Manchmal kommt es allerdings auch ohne erkennbare Ursache zum Bruch des Oberschenkelhalses, was dann zu nicht beantwortbaren Fragen führt: Ist ihr Oberschenkelhals gebrochen, weil sie gestürzt ist, oder ist sie gestürzt, weil ihr Oberschenkelhals gebrochen ist?

Die Folgen einer Oberschenkelhalsfraktur können verheerend sein. Weniger als die Hälfte aller Frauen, die an einer Fraktur des Oberschenkelhalses leiden, sind imstande, ihre normalen Funktionen zurückzugewinnen. 15% sterben nach einem solchen Bruch sehr bald, und annähernd 30% sterben innerhalb eines Jahres. In einer kürzlich durchgeführten Untersuchung wird die

---

Eine Fraktur kann das Risiko einer weiteren Fraktur erhöhen

Bei einer Frau, die eine für die Osteoporose typische Fraktur erlitten hat, ist die Wahrscheinlichkeit, daß es bei ihr zu einer neuerlichen Fraktur, auch anderer Art, kommt, größer als bei einer gleichaltrigen Frau ohne Osteoporose. Eine an Oberschenkelhalsfraktur-Patienten in Rochester, Minnesota, vorgenommene Untersuchung ergab, daß 18% eine Radiusfraktur (Handgelenk) hinter sich hatten, und bei 26% stellte man anhand einer Durchleuchtung das Vorhandensein von Rückgratfrakturen fest. Rippenfrakturen hatten 17% der Patienten.

Das Ergebnis einer Untersuchung an Engländerinnen mit Osteoporose:

Frauen mit Quetsch-Frakturen an der Wirbelsäule hatten ein viermal so hohes Risiko, auch eine Handgelenkfraktur zu erleiden, wie Frauen ohne Osteoporose, und ein achtmal so hohes Risiko in bezug auf eine potentielle Oberschenkelhalsfraktur.

Bei Frauen mit Oberschenkelhalsfraktur war das Risiko doppelt so hoch, auch eine Handgelenkfraktur zu erleiden, und sechsmal so hoch, auch Quetschfrakturen am Rückgrat zu erleiden.

Frauen mit Handgelenkfrakturen hatten ein viermal so hohes Risiko, auch Oberschenkelhalsfrakturen, und ein zweimal so hohes, Quetschfrakturen am Rückgrat zu erleiden.

Die Resultate weisen auf die progressive Natur der Osteoporose hin und zeigen, welche mannigfachen Gebrechen sie bewirken kann.

---

weitere Entwicklung von 108 Oberschenkelhalsfraktur-Patienten – 81 waren Frauen – innerhalb eines Jahres nach dem Schadenseintritt verfolgt. Nach anfänglichem Aufenthalt im Krankenhaus wurden 41 % unmittelbar in ein Pflegeheim überführt. (Die übrigen kehrten nach Hause zurück, kamen in ein anderes Krankenhaus oder starben.) Am Ende des Jahres waren nur 23 % (!) imstande, nach Hause zurückzukehren, 11 % waren verstorben und 66 % blieben in den Pflegeheimen.

Ursächlich für den Tod nach Oberschenkelhalsfrakturen ist nicht die Fraktur selbst, sondern das lange Liegen im Bett eines Krankenhauses oder eines Pflegeheimes, das zu Lungenentzündung, Thrombose (Blutpfropfen) oder Fettembolie (Fett vom Knochenmark dringt in die Lunge ein) führen kann.

Ein weiterer Grund dafür, daß die Oberschenkelhalsfrakturen so gefährlich sind, ist, daß sie sich rasch wiederholen. Bei Personen, die einen Bruch im oberen Teil des Femurs erlitten haben, ist die Wahrscheinlichkeit dafür, daß es auch auf der anderen Seite zu einer Fraktur kommt, zwanzigmal so groß. Nach Schätzungen amerikanischer Ärzte verringert eine Oberschenkelhalsfraktur die Lebenserwartung einer Frau um 12 %. So sind in den USA Stürze die Hauptursache für einen Unfalltod älterer Frauen. Insgesamt stehen heute die Oberschenkelhalsfrakturen an 12. Stelle der Haupttodesursachen in den Vereinigten Staaten.

Die seelischen Folgen

Osteoporose bedeutet nicht nur eine erhebliche finanzielle Belastung; Krankenhauskosten und Behandlungskosten sind nur ein Teil des Problems. Sollten Sie ein Opfer der Osteoporose werden, können auch Schmerzen, Mißbildung und körperliche Behinderung Ihr seelisches Wohlbefinden und Ihre Lebensfreude zutiefst beeinträchtigen.

Die durch vielfältige Frakturen des Rückgrats verursachten körperlichen Mißbildungen – die gebückte Haltung, der »Matronenbuckel«, der hervorstehende Unterleib – können Ihr Selbstwertgefühl und Ihre eigene Wertschätzung ernstlich als

andere im gleichen Alter und in den gleichen Verhältnissen. Sie müssen der Tatsache ins Auge sehen, daß Sie nie wieder so aussehen werden wie früher. Die körperlichen Veränderungen im Hinblick auf Ihren Wuchs und Ihre Körperhaltung werden es Ihnen sogar schwermachen, auch nur passende Kleidung zu finden, die Sie attraktiv aussehen läßt.

Neben den körperlichen Mißbildungen können sich auch

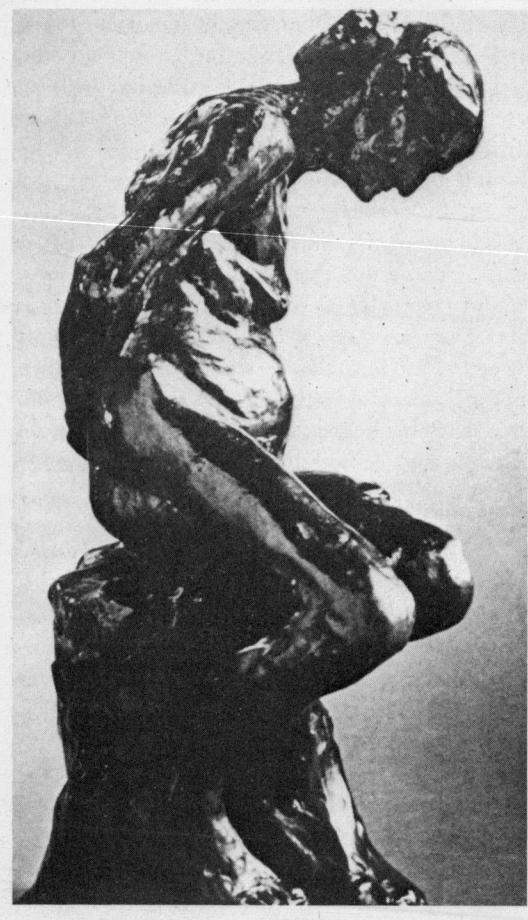

Die alte Kurtisane
(Rodin, 1855)

Arbeits- oder Erwerbsunfähigkeit und der Verlust an Unabhängigkeit etablieren; besonders bei einer Oberschenkelhalsfraktur. Sie müssen Ihren Lebensstil ändern und sich oft auf Ihre Familie und Freunde verlassen, damit sich Ihre einfachsten Bedürfnisse befriedigen lassen. Dies ist eine große Herausforderung für Sie.

Keine der bisher vorliegenden, zahlreichen Studien über die Osteoporose hat die psycho-sozialen Aspekte dieser so häufig vorkommenden gesundheitlichen Störung untersucht. Untersuchungen bezüglich anderer chronischer und zu Körperbehinderungen führenden Krankheiten zeigen immerhin, daß zu der unausweichlichen Änderung der Lebensführung auch eine seelische Belastung hinzukommen kann, die häufig durch Angstzustände, Furcht, Schuldgefühle, Depressionen, Gefühle von Hilflosigkeit oder Zukunftsangst gekennzeichnet ist.

Allzuoft sieht sich eine Frau derartigen Herausforderungen in einer Zeit gegenübergestellt, in der sie sich auch mit anderen gravierenden Veränderungen ihres Lebens auseinanderzusetzen hat, z.B. Ehescheidung oder sonstige Trennungen, Verwitwung (das Durchschnittsalter hierfür liegt bei nur 56 Jahren), Pensionierung oder Pensionierung ihres Ehemannes. Falls die Frau verheiratet ist, hat möglicherweise ihr Ehemann seine eigenen Probleme mit der Gesundheit oder mit sonstigen Lebenskrisen.

Eva, jetzt 67 Jahre alt, erlitt vor fünf Jahren die erste einer Reihe von Rückgratfrakturen, die ihr erhebliche Schmerzen bereiteten. Eine Röntgenaufnahme zeigte, daß sie mindestens zwei Keil- und acht Quetschfrakturen erlitten hatte; ihre Körpergröße ging von 1,72 m auf 1,50 m zurück. Eva beschreibt, wie dies ihr Leben und ihre Einstellungen zu sich selbst und zu ihrer Umgebung beeinflußt hat.

Die Geschichte von Eva

Zum ersten Bruch kam es, als mein Mann und ich im Haus Möbel umstellten. Da ich stets kräftig gewesen bin und nie gezögert hatte, Gegenstände zu bewegen, hob ich einen Stuhl auf, um ihn in die Garage zu tragen. Als ich die Tür öffnete und den Stuhl abstellte, hörte ich irgend etwas in meinem Rücken knacken. Es tat weh, aber ich dachte, es sei nichts weiter geschehen. An jenem Abend besuchten wir sogar eine Party, obwohl mir eine Freundin sagte, sie könnte mir den Schmerz in meinem Gesicht ansehen.

In den nächsten Monaten nahm der Schmerz immer mehr zu. Jede Bewegung meines Rückens, des Brustkorbs oder der Rippen war eine fürchterliche Qual. Ich konnte kaum schlafen, denn allein das Hinlegen tat arg weh. Zu dieser Zeit fühlte ich mich schon fast verkrüppelt. Ich konnte mich weder neigen noch bücken. Auch umhergehen konnte ich nicht mehr. Der Schmerz war so groß, daß ich manchmal aufschrie.

Nach einiger Zeit begann der Schmerz nachzulassen, und ich konnte wieder ein wenig umhergehen. Manchmal bat mich mein Mann, mit ihm ein bißchen ins Freie zu gehen, damit ich mich besser fühle. Schließlich konnte ich wieder für kurze Zeit einkaufen gehen.

Trotzdem wollte ich eigentlich nirgends mehr hingehen. Leuten, die mich kannten, erschien ich fremd. Wegen meines Aussehens wollte ich überhaupt niemanden mehr sehen.

Was ich am schlimmsten empfand, war die Schwierigkeit, passende Kleidung zu finden. Ich kann nichts Modisches mehr anziehen. Wegen meines Buckels kann ich mich nicht so kleiden und aussehen wie andere. Manchmal paßt ein Kleidungsstück um Buckel und Bauch, dafür ist es aber sonst überall zu groß. Die Beine sind noch lang, aber oben bin ich so kurz und ausladend. Das ist hart, denn für Kleidung hatte ich immer viel übrig. Mein Mann will mit mir nicht mehr einkaufen gehen, denn es schmerzt ihn sehr, wenn er sieht, wie ich immer vergeblich versuche, etwas Hübsches zum Anziehen zu finden.

Ein Problem, an das die meisten Leute wohl kaum denken, bedeutet es für mich, in ein Restaurant zu gehen. Die Tische sind zu hoch. Ich komme mir vor wie ein kleines Kind, das einen höheren Sitz braucht. Die Speisen kann ich praktisch vom Teller in den Mund schieben. Inzwischen nehmen wir Kissen mit, auf die ich mich setzen kann, damit geht es dann schon etwas besser.

Manchmal bin ich sehr befangen und habe das Gefühl, alle sehen mich an. Ich bin nicht mehr gern mit Bekannten zusammen, denn sie sehen mich an und wundern sich, was mit mir geschehen ist. Lieber treffe ich Menschen, die mein jetziges Aussehen nicht mit dem früheren vergleichen können.

Inzwischen weiß ich, daß das, woran ich leide, die Osteoporose ist; auch, daß es viele Jahre dauert, bis sie sich entwickelt. Aber als ich noch jünger war, wußte ich davon nichts. Für junge Frauen wäre es in jedem Falle gut, etwas über die Osteoporose zu erfahren, und es wäre auch gut, wenn die Ärzte so gewissenhaft und pflichtbewußt wären, den Frauen zu sagen, was sie tun können, um der Osteoporose vorzubeugen.

3

Wie Ihr Körper
die Knochenmasse reguliert

Kalzium und die »Knochenhormone«

Das Skelett enthält 99% des gesamten Kalziumgehalts Ihres Körpers. Es ist also nicht erstaunlich, daß Kalzium in der Physiologie des Knochens eine bedeutende Rolle spielt. Damit ist die Bedeutung des Kalziums für den Körper jedoch nicht erschöpft. Kalzium ist nämlich auch für die normale Muskelfunktion, die Blutgerinnung und die Funktion des Gehirns unentbehrlich.

Da Kalzium so lebenswichtig ist, hat der menschliche Körper ein hochspezialisiertes Hormonsystem entwickelt, um sicherzustellen, daß das Blut stets genügend Kalzium enthält. Ein Regelmechanismus – eine Art »Kalzium-Thermostat« – kontrolliert den Gehalt an Kalzium und die Knochenmasse. Dabei spielen in erster Linie drei Hormone eine Rolle: das Nebenschilddrüsenhormon, Vitamin D und Kalzitonin.

Das Nebenschilddrüsenhormon

Die Nebenschilddrüsen sind vier winzige Drüsen im Hals, an der Basis der Schilddrüse. Wenn der Kalziumanteil im Blut unter eine kritische Menge sinkt, schütten diese Drüsen das Nebenschilddrüsenhormon in den Blutstrom. Dieses Hormon bewirkt eine Erhöhung des Kalziumspiegels im Blut:
1. Es signalisiert den Nieren, dem Blutstrom Kalzium, das sonst über den Urin abgesondert würde, zurückzugeben.

2. Es regt die Umwandlung des Vitamin D aus einer inaktiven in eine aktive Form an; dies ermöglicht dem Darm, von der aufgenommenen Nahrung mehr Kalzium zu absorbieren.
3. Es regt den Knochenabbau an, wodurch dann gespeichertes Kalzium in den Blutstrom entlassen wird.

Kalzium ist derart lebensnotwendig, daß der Körper bereitwillig Knochenmasse opfert, um eine ausreichende Versorgung des Blutes mit Kalzium sicherzustellen.

Vitamin D

Genaugenommen ist Vitamin D wahrscheinlich eher ein Hormon als ein Vitamin. Lieferanten sind primär die Sonne (das Hormon entsteht durch die Bestrahlung der inaktiven Form des Vitamin D in der Haut mit ultraviolettem Licht) und in begrenzten Mengen Nahrungsmittel wie Eier, Milch und Fisch.

In teilweise aktivierter Form ist Vitamin D in der Leber gespeichert; es wird zu den Nieren transportiert, wo es in das letzte, aktivierte Stadium umgewandelt wird. Aktiviertes Vitamin D hat zwei kalzium-könservierende Effekte:
1. Es erhöht die Aufnahme von Kalzium im Darm.
2. Es erhöht die Rückgewinnung von Kalzium durch die Nieren.

Wie das Nebenschilddrüsenhormon ist Vitamin D für die Aufrechterhaltung des existentiell erforderlichen Kalziumspiegels im Blut verantwortlich. Bei überdurchschnittlich großem Bedarf an Kalzium oder bei großen Reserven von Vitamin D kann das Hormon auch den Knochen Kalzium entziehen, was zu gleichzeitigem Knochenverlust führt.

Mit anderen Worten: Die richtige Menge von Vitamin D ist von Vorteil – es dient der Aufrechterhaltung eines positiven Kalzium-Gleichgewichts – ein Übermaß an Vitamin D kann aber die umgekehrte Wirkung haben und einen unerwünschten Knochenverlust verursachen.

Kalzitonin

Das hauptsächlich von der Schilddrüse gebildete Hormon Kalzitonin schützt die Knochen vor den auflösenden Wirkungen des Nebenschilddrüsenhormons und des aktivierten Vitamin D. Wegen seiner Wirkung wird es oft den »kalziumschonenden« Hormonen zugerechnet. Seine Wirkungsweise ist noch nicht völlig geklärt; vieles spricht jedoch für die Annahme, daß Kalzitonin die Aktivität der Osteoklasten, d. h. der die Knochen abbauenden Zellen, unmittelbar unterdrückt.

Über Kalzitonin wissen wir nicht so viel wie über das Nebenschilddrüsenhormon oder über das Vitamin D; aber es ist bekannt, daß Männer davon mehr haben als Frauen und daß Frauen mit Osteoporose weniger Kalzitonin haben als Frauen mit normaler Knochenmasse. Bei zunehmendem Alter vermindern sich die Kalzitoninmengen; dies ist ein weiterer Grund dafür, daß alle Menschen Knochensubstanz verlieren, wenn sie älter werden.

Knochenverlust im Klimakterium

Seit vielen Jahren ist den Wissenschaftlern der enge Zusammenhang zwischen dem Beginn der Wechseljahre und der Beschleunigung des Knochenverlustes bekannt. Dabei ist es ohne Bedeutung, ob das Klimakterium natürlich oder infolge eines chirurgischen Eingriffs einsetzt: Eine 45 Jahre alte Frau, deren Eierstöcke im Alter von 35 Jahren entfernt worden sind, hat eine ebenso geringe Knochenmasse wie eine 60 Jahre alte Frau, deren natürliches Klimakterium im Alter von 50 Jahren eingesetzt hat. (Frauen hingegen, die noch im Alter von 50 Jahren menstruieren, bewahren eine normale Knochenmasse, bis die Menstruation aufhört; sodann beginnen die typischen Grundmuster des nachklimakterischen Knochenverlustes.)

Besonders stark ist der Knochenverlust in den ersten fünf bis sechs Jahren nach dem Klimakterium; im Alter von 65 verlangsamt er sich schließlich. Wahrscheinlich ist es kein Zufall, daß jetzt auch die Nebennieren die Produktion ihrer den Knochenabbau stimulierenden Hormone verlangsamen.

Was sich wirklich ereignet

Der nach dem Klimakterium einsetzende Knochenverlust ist eine unmittelbare Folge davon, daß der Körper Östrogene verliert. Das untrügliche Kennzeichen des Klimakteriums ist die starke Abnahme der Produktion von weiblichen Sexualhormonen, der Östrogene und des Progesterons, durch die Eierstöcke. Daher könnte man meinen, daß diese Hormone die Knochen auf irgendeine Weise schützen und daß dann, wenn ihre Menge abnimmt, der Schutz verlorengeht.

Doch im Gegensatz zu manchen anderen Körperbereichen (so bei den Brüsten oder bei der Gebärmutter), in denen die Hormone eine eindeutige und unmittelbare Wirkung haben, enthält der Knochen keine Aufnahmeorgane für Östrogene. Die Wissenschaft hat nun festgestellt, daß die Wirkungen, welche die Östrogene auf die Knochen ausüben, indirekt durch die hormonale Kontrolle des Körpers über die Bildung und den Abbau der Knochen gesteuert werden.

Wie Östrogen die »Knochenhormone« beeinflußt

Nebenschilddrüsenhormon: Eine normale Funktion von Östrogen ist die Blockierung der durch das Nebenschilddrüsenhormon erfolgenden Auflösung der Knochen. Wenn sich die Östrogenmenge nach dem Klimakterium vermindert, werden die Knochen durch das Nebenschilddrüsenhormon verwundbar. So kommt es, daß niedrige Mengen von Nebenschilddrüsenhormon, die normalerweise keinen Knochenabbau verursachen würden, nach der Menopause den Knochenverlust anregen.

Um das Ganze noch zu verschlimmern, schaltet das infolge

des Knochenabbaus freigewordene Kalzium den »Kalzium-Thermostat« in der Nebenschilddrüse mit dem Ergebnis ab, daß mehr Kalzium den Körper verläßt, als von ihm aufgenommen wird. Das dadurch zusätzlich benötigte Kalzium liefern nun die Knochen. Da Knochengewebe abgebaut werden muß, um Kalzium freizusetzen, führt dieser Prozeß zu einem Schwund an Knochenmasse.

Vitamin D: Große Mengen von Östrogen im Körper, wie sie z.B. während der Schwangerschaft vorhanden sind, regen die Aktivierung von Vitamin D an. Nicht bekannt ist aber, ob ein Rückgang an Östrogen, wie er im Klimakterium erfolgt, die Aktivierung von Vitamin D verhindert. Bekannt ist allerdings, daß osteoporotische Frauen nach dem Klimakterium weniger imstande sind, die letzte Stufe der Aktivierung von Vitamin D in der Niere abzuschließen, als nicht-osteoporotische Frauen nach dem Klimakterium.

Kalzitonin: Normalerweise regt Östrogen die Sekretion von Kalzitonin (das den Knochen schützende Hormon) an. Dies geschieht sowohl während der Schwangerschaft als auch, bei Östrogentherapie, nach der Menopause. Es gibt zur Zeit nur wenige und kaum schlüssige Untersuchungen darüber, ob der Verlust von Östrogen nach der Menopause tatsächlich zu einem Schwund von Kalzitonin führt.

Wie Östrogen andere Hormone beeinflußt

Nebennierenhormone: Überfunktion der Nebenniere ist häufig mit starker Osteoporose verbunden. Gleiches gilt für den längeren Gebrauch von Medikamenten, die den Nebennierenhormonen entsprechen (wie Kortison). Dies gilt selbst dann, wenn das Klimakterium dabei keine Rolle gespielt hat.

Nebennierenhormone wirken unmittelbar auf den Knochen ein. Sie haften an den Rezeptoren an der Oberfläche der Knochenzellen und bewirken, daß der Knochen auf die auflösenden

Effekte des Nebenschilddrüsenhormons und des aktivierten Vitamin D reagiert.

Östrogene (vor dem Klimakterium) regen die Leber zur Produktion eines Proteins an, das sich an bestimmte Nebennierenhormone bindet und damit deren Fähigkeit, Knochen aufzulösen, verringert. Diese Wirkung hört mit dem Ausfall von Östrogenen während der ersten Jahre des Klimakteriums auf; das kann zum Teil die Ursache für den zu dieser Zeit stattfindenden beschleunigten Knochenverlust sein.

Man nimmt an, daß Progesteron (das in der zweiten Hälfte des Menstrualzyklus produzierte weibliche Hormon) die Nebennierenhormone davon abhält, sich an die Knochenzellen-Rezeptoren festzusetzen, wodurch der Knochen zusätzlich geschützt wird. Die Eierstöcke hören nämlich, noch ehe sie die Produktion von Östrogenen einstellen, in den dem Klimakterium vorausgehenden Jahren auf, Progesteron zu produzieren.

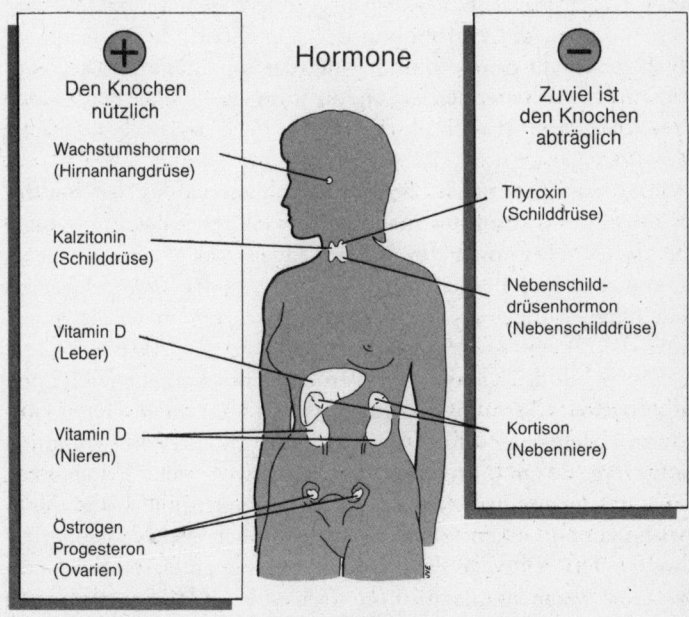

Am Kalzium- und Knochenstoffwechsel beteiligte Hormone

Manchmal verlangsamen die Nebennieren nach dem 65. Lebensjahr die Produktion knochenauflösender Hormone immer mehr. Manche Wissenschaftler bezeichnen dies als »Adrenopause« und meinen, sie sei die Ursache für die in dieser Zeit erfolgende Abnahme der Knochenverlustrate.

Wachstumshormone: Wie schon der Name sagt, regen diese Hormone in zahlreichen Geweben das Wachstum an; eines dieser Gewebe sind die Knochen. Bei Zwergen mangelt es an diesem Hormon, Riesen haben davon zuviel. Es ist nicht genau bekannt, welche Rolle Wachstumshormone bei der Erhaltung des Skeletts Erwachsener spielen oder wie sich das Klimakterium auf deren Produktion auswirkt. Vorläufige Untersuchungen weisen jedoch darauf hin, daß osteoporotische Frauen nach dem Klimakterium weniger imstande sind, Wachstumshormone zu produzieren, als Frauen ohne Osteoporose.

Von der Hirnanhangdrüse produziert, scheint das Wachstumshormon die Ausbildung der Knochenrinde zu erhöhen. Dies geschieht durch Stimulierung der knochenbildenden und knochenresorbierenden Zellen, die ihrerseits wieder den Zyklus des Knochenstoffwechsels anregen.

Schilddrüsenhormone: Schilddrüsenhormone spielen bei der frühen Entwicklung des Skeletts eine wichtige Rolle. Ein Mangel an diesen Hormonen führt bei Kindern zu Wachstumshemmung, und ein Übermaß führt bei Kindern oder Erwachsenen zu einer Steigerung des Knochenstoffwechsels und zu Knochenverlust.

Die Schilddrüsenhormone werden wahrscheinlich auch noch durch andere hormonale Veränderungen während des Klimakteriums beeinflußt; dies ist allerdings noch nicht gründlich erforscht. Bekannt ist, daß Östrogene gewöhnlich die Leber zur Produktion von Proteinen anregen, die wiederum die Schilddrüsenhormone binden (in einer Weise ähnlich den Nebennierenhormonen). Künftige Forschung wird auch zu klären haben, ob z.B. die Mengenzunahme von »freien« Schilddrüsenhormonen nach dem Klimakterium für den Knochenverlust bedeutsam ist.

4

Werden Sie
die Osteoporose bekommen?

Es wäre wirklich beruhigend, könnten wir genau voraussagen, bei welcher Frau im einzelnen es wahrscheinlich zur Osteoporose kommen wird. In diesem Falle könnten die 25% der weiblichen Bevölkerung, bei denen die Gefahr besteht, daran zu erkranken, Vorbeugungsmaßnahmen ergreifen, wohingegen alle anderen dieses Problem getrost ignorieren dürften. Leider ist eine soche Vorhersage unmöglich. Da die Osteoporose eine komplexe, nur selten durch einen einzigen Faktor verursachte Störung ist, kann man nur schwer voraussagen, bei welcher Frau sie sich schließlich entwickeln wird.

Ob Sie unter Osteoporose leiden werden, hängt davon ab, 1. wieviel Knochenmasse bei Ihnen überhaupt vorhanden ist, 2. wie rasch sie später diese Knochenmasse verlieren und 3. wie lange Sie leben. Da ein gewisser Knochenverlust normal und eine unvermeidliche Folge des Alterns ist, wird sich bei jeder Frau, sofern sie nur lange genug lebt, die Osteoporose entwikkeln. Die beiden anderen Punkte – wieviel Knochenmasse bei Ihnen in voller Reife vorhanden ist und wie rasch Sie diese Knochenmasse später verlieren – sind von zahlreichen Faktoren abhängig, die sich, in unterschiedlichem Maße, von Ihnen kontrollieren lassen. Um Ihr Risiko abschätzen und für die Zukunft planen zu können, sollten Sie alles darüber wissen.

Risikofaktoren, die Sie nicht beeinflussen können

Alter zur Zeit des Klimakteriums

Ganz allgemein: Je früher Sie in die Wechseljahre kommen, desto größer ist das Risiko der Osteoporose. Bei den meisten Frauen enden Menstruation und Fortpflanzungsfähigkeit etwa im 50. Lebensjahr. 25% aller Frauen, die ein natürliches Klimak-

---

Sollen die Eierstöcke beim Entfernen der Gebärmutter gleich mit entfernt werden?

Hysterektomie – chirurgische Entfernung der Gebärmutter – ist eine der häufigsten an Frauen durchgeführten Operationen.

Trotz der hohen Anzahl ist vielen Frauen noch nicht klar, was die Entfernung der Gebärmutter in der Konsequenz eigentlich bedeutet. Genaugenommen versteht man unter »Hysterektomie« die Entfernung des Uterus allein. Unter »totaler« oder »vollständiger Hysterektomie« versteht man die Entfernung des Uterus und des Gebärmutterhalses. Werden auch die Ovarien entfernt, nennt man dies »Hysterektomie mit Ovarektomie«.

Eine vor kurzem in der Zeitschrift »Journal of the American Medical Association« veröffentlichte Untersuchung zeigt, daß bei 30% der Frauen, bei denen im Alter von 35 bis 44 Jahren eine Hysterektomie vorgenommen worden war, auch eine Ovarektomie durchgeführt worden ist. Bei älteren Frauen war der Prozentsatz halb so groß. In einigen dieser Fälle waren die Ovarien entweder erkrankt oder durch Beckenentzündung oder Endometriose geschädigt, was ihre Entfernung therapeutisch sinnvoll machte. In einer bedeutenden Anzahl wurden jedoch auch völlig normale, gesunde Ovarien entfernt.

Einige Ärzte empfehlen gewöhnlich bei Durchführung der Hysterektomie gleichzeitig die Entfernung der Ovarien, und zwar insbesondere dann, wenn sich die Patientin etwa in der Zeit der Wechseljahre befindet. Diese Ärzte begründen das so: Da die Frau ohnehin keine Kinder mehr gebären kann und die Ovarien ihre Funktion im Klimakte-

terium haben, bekommen die Osteoporose. Die Entfernung der Eierstöcke vor Eintritt des natürlichen Klimakteriums bewirkt den jähen und völligen Verlust von Östrogenen, und das Osteoporoserisiko steigert sich auf 50%. Je jünger Sie bei dem chirurgischen Eingriff sind, desto mehr Jahre verleben Sie ohne die die Knochen schützenden Östrogene. Eine Therapie, die den Hormonverlust nach dem chirurgischen Eingriff ersetzt, verringert das Osteoporoserisiko wesentlich.

rium ohnehin einstellen werden, beugt der chirurgische Eingriff einem etwaigen Ovarienkarzinom vor, das sich später einmal entwickeln könnte. Wenn auch ein Ovarienkarzinom nicht oft vorkommt, so ist es doch fast immer tödlich, da eine Frühdiagnose schwierig ist, weil es keine spezifischen Testverfahren gibt, mit denen es sich rechtzeitig entdecken läßt.

Auf den ersten Blick mögen diese Argumente zwar einleuchten, aber das Ganze muß in ein richtiges Verhältnis gebracht werden. Die Wahrscheinlichkeit dafür, daß es nach der Hysterektomie zu einem Ovarienkarzinom kommt, schwankt von 1 zu 100 bis 1 zu 10000. Im Vergleich dazu bekommt eine von zwölf Frauen Brustkrebs und eine von fünfundzwanzig Personen ein Kolonkarzinom (Dickdarmkarzinom). Aber wie viele Ärzte empfehlen schon zur Vorbeugung eines etwaigen künftigen Karzinoms die Entfernung auch dieser Gewebe?

Es ist bekannt, daß es bei 25 bis 50% der Frauen, bei denen vor Eintritt des Klimakteriums beide Ovarien entfernt worden sind, in einem verhältnismäßig frühen Lebensalter zur Osteoporose kommt, wenn sie sich keiner Hormonersatztherapie unterzogen haben. Überwiegt der »Vorteil«, einem Ovarienkarzinom vorzubeugen, das überaus reale Risiko einer künftigen Osteoporose?

Das ist die Frage, die Sie Ihrem Arzt vor dem chirurgischen Eingriff stellen müssen. Diskutieren Sie das Für und Wider, Ihre gesunden Ovarien zu behalten. Wenn sie entfernt werden müssen, sprechen Sie mit Ihrem Arzt über die Frage, was Sie tun müssen, um dem schnellen Knochenverlust vorzubeugen, der dem durch den chirurgischen Eingriff bedingten Klimakterium folgt.

Genetische Faktoren

Nehmen Sie das Familienalbum zur Hand. Ihre Erbanlage spielt für die Knochenmasse zur Zeit Ihrer körperlichen Reife und für die Rate des alterungsbedingten Knochenverlustes eine wichtige Rolle. Die besten Anhaltspunkte dazu liefert die Zwillingsforschung. Die Gleichartigkeit der Knochenmasse ist bei eineiigen Zwillingen größer als bei zweieiigen Zwillingen, und bei beiden Arten von Zwillingen ist sie größer als innerhalb sonstiger Geschwister. Es ist auch bekannt, daß die meisten Frauen mit Osteoporose aus osteoporotischen Familien stammen.

Deshalb werden Sie die Geschichte Ihrer Familie kennenlernen wollen. Wenn Ihre Großmutter, Mutter, Tante oder Schwester Osteoporose hat, sind Sie wohlberaten, sich Ihres eigenen hohen Osteoporoserisikos bewußt zu sein. Andererseits sollte das Nichtvorhandensein der Osteoporose in Ihrer Familie nicht in eine falsche Zuversicht münden.

Die Struktur der Knochen

Tragen Sie bei Kleidern kleine Größen? Eine kleine Körpergröße, unabhängig vom Körpergewicht, ist ein entscheidender Risikofaktor. Sind Sie von kleiner Gestalt und verzeichnen einen gleich großen Verlust an Knochenmasse wie eine größere Frau, so sind Sie, einfach weil Sie von vornherein weniger Knochenmasse haben, eher im osteoporotischen, frakturanfälligen Stadium.

Krankheit

Mehrere Krankheiten sind mit hohem Osteoporoserisiko verbunden. Bei den meisten handelt es sich um chronische Probleme, bei denen der Knochenverlust nur eine von zahlreichen pathologischen Komplikationen ist. Es gibt darunter bestimmte endokrine Störungen (einschließlich Hyperparathyreoidismus,

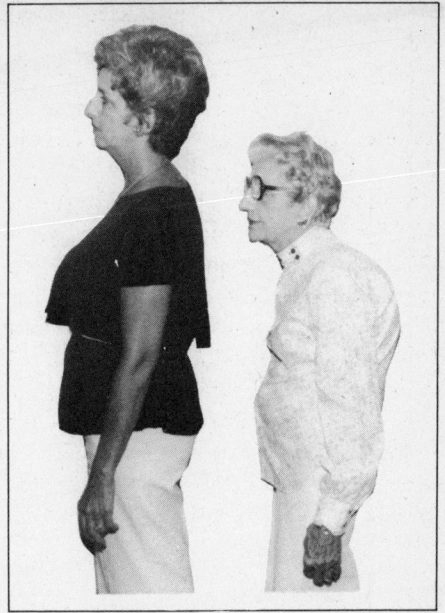

Mutter und Tochter. Die 76 Jahre alte Mutter hat erhebliche Osteoporose. Mit einer derzeitigen Körpergröße von nur 1,47 m hat sie 14 Zentimeter ihrer einstigen Größe als Erwachsene verloren. Ihre 56 Jahre alte Tochter hat keine Änderung ihrer normalen Körpergröße von 1,63 m festgestellt, und auch äußerlich zeigt sie keine Anzeichen von Osteoporose. Die Photonenabsorptionsmessung zeigt aber, daß der Gehalt an Mineralien in ihren Knochen unter jenem Durchschnitt liegt, der bei einer Frau in ihrem Alter eigentlich zu erwarten ist. Das bedeutet, daß auch bei ihr eine Neigung zu plötzlichen Knochenfrakturen vorhanden ist.

Hyperthyreoidismus und das Cushing-Syndrom), Nierenerkrankung, Diabetes und rheumatische Arthritis. Wurde ein Teil Ihres Magens wegen eines Karzinoms oder wegen eines Geschwürs entfernt, ist Ihr Risiko höher, da Sie nur noch vermindert imstande sind, aus der Nahrung Kalzium zu absorbieren.

Risikofaktoren, die Sie – manchmal – beeinflussen können

Wieviel wiegen Sie?

Falls Sie übergewichtig sind, wird es Sie beruhigen zu wissen, daß korpulente Frauen nur selten zur Osteoporose neigen. Zwar sind die Ursachen noch nicht eingehend bekannt, doch wir wissen, daß hinsichtlich der Fähigkeit, nach dem Klimakterium

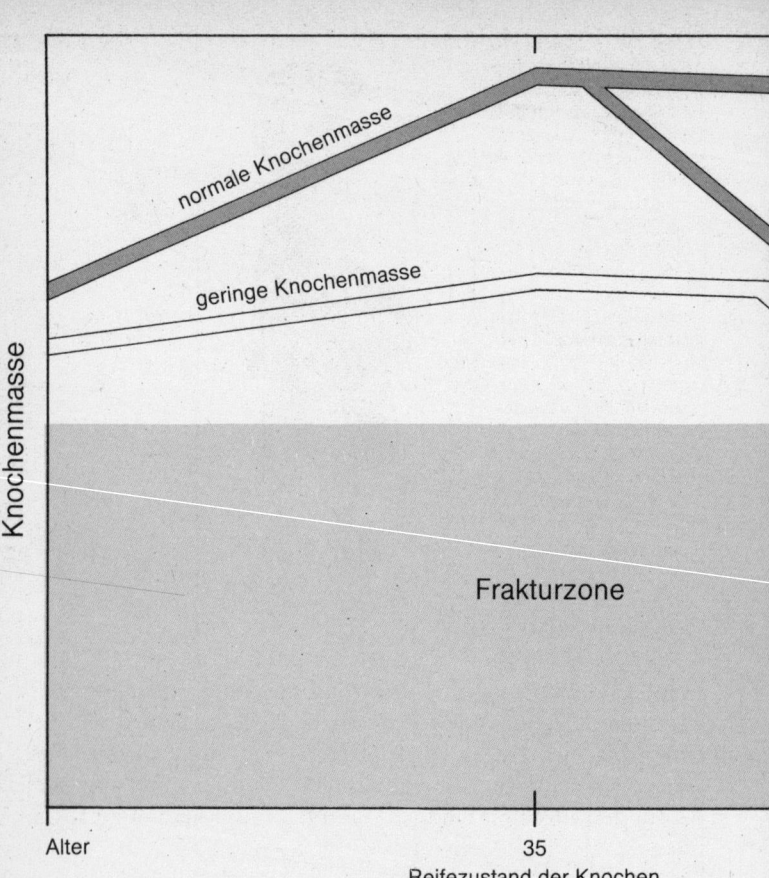

Wege zur Osteoporose: Die obere Kurve zeigt Frauen mit normaler Knochenmasse bei voller Reife des Skeletts (um das 35. Lebensjahr). Alle diese Frauen werden mit zunehmendem Alter Knochen verlieren, bei einer von vier Frauen wird aber im Klimakterium rascher Knochenverlust eintreten und möglicherweise der Frakturbereich erreicht. Selbst eine Frau mit normaler Knochenmasse zur Zeit der Skelettreife kann vorzeitig in den Frakturbereich eintreten, wenn ihre Ovarien entfernt worden sind und bei ihr keine Hormontherapie vorgenommen wird. Die untere Kurve stellt Frauen

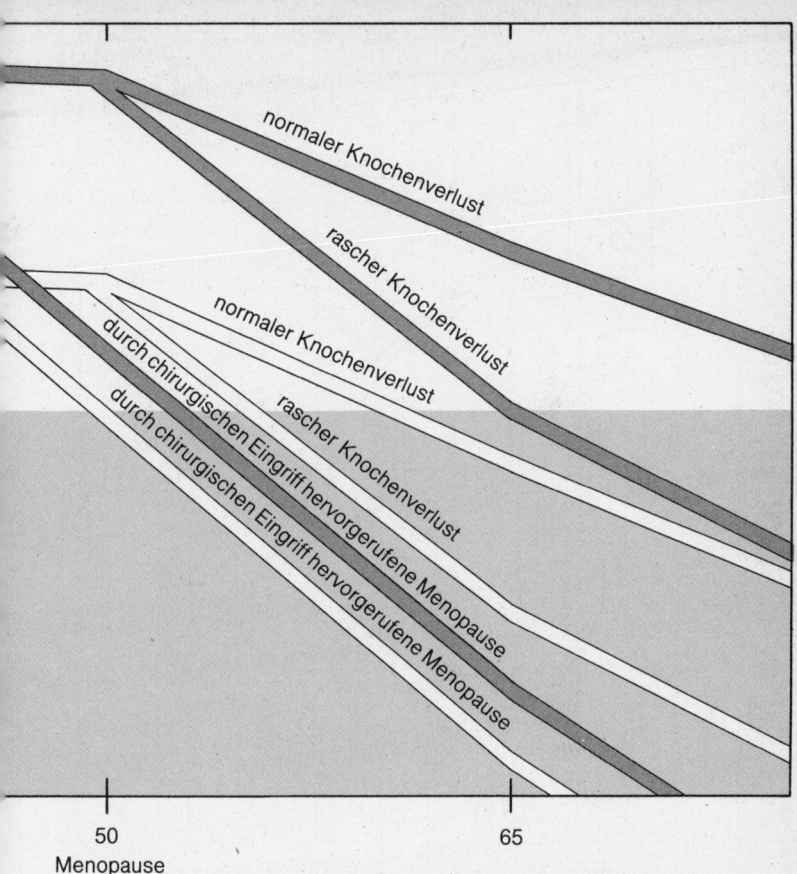

normaler Knochenverlust

rascher Knochenverlust

normaler Knochenverlust

rascher Knochenverlust

durch chirurgischen Eingriff hervorgerufene Menopause

durch chirurgischen Eingriff hervorgerufene Menopause

50

65

Menopause

mit unternormaler Knochenmasse zur Zeit der Skelettreife dar. Diejenigen in dieser Gruppe mit schnellem Knochenverlust werden den Frakturbereich früher erreichen als diejenigen mit zwar auch schnellem Knochenverlust, aber normaler Knochenmasse, denn die erste Gruppe besaß von Anfang an weniger Knochen. Insbesondere für diese Frauen ist eine durch einen chirurgischen Eingriff bedingte Menopause ungünstig.

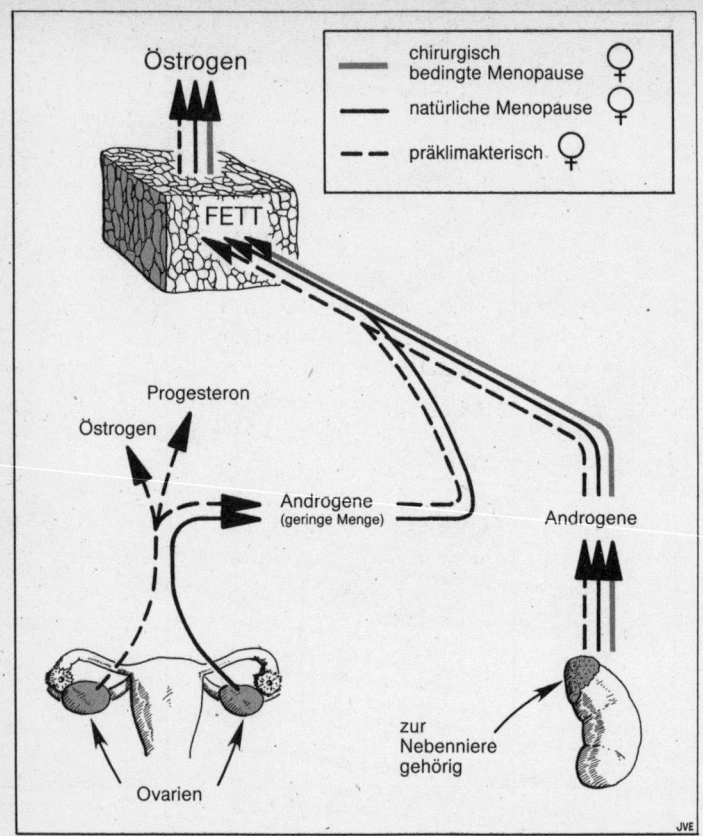

Umwandlung von Androgenen zu Östrogen im Fett. Bei Frauen vor dem Klimakterium kommt das meiste Östrogen aus den Ovarien, obwohl geringe Mengen auch durch die Umwandlung von ovarischen und aus den Nebennieren stammenden Androgenen zu Östrogen im Fett hinzukommen. Eine chirurgische Entfernung der Ovarien führt dazu, daß der Frau die Androgene aus den Nebennieren als einzige Bezugsquelle für Östrogen übrigbleiben. Nach einem natürlichen Klimakterium hören die Ovarien auf, Östrogen zu produzieren, aber sowohl die Ovarien als auch die Nebennieren fahren mit der Produktion von Androgenen fort, die im Fett zu Östrogen umgewandelt werden können.

Östrogen zu produzieren, zwischen korpulenten und schlanken Frauen ein Unterschied besteht.

Vor dem Klimakterium produzieren die Ovarien große Mengen an Östrogen und Progesteron sowie kleinere Mengen von den männlichen Sexualhormonen, den Androgenen. Auch die Nebennieren produzieren Androgene. Nach dem Klimakterium werden nur noch sehr geringe Mengen von Östrogen und Progesteron produziert, aber die Ovarien und die Nebennieren setzen beide die Produktion von Androgenen wie früher fort.

Im Fettgewebe können diese Androgene chemisch zu Östrogen umgewandelt werden. Je mehr Fettgewebe eine Frau hat, desto mehr Östrogen kann sie produzieren. Daher vermindert Fett ihr Osteoporoserisiko wesentlich. Ehe Sie jedoch darangehen, Ihr Dessert zu verdoppeln, sollten Sie wissen, daß aus genau demselben Grund eine korpulente Frau ein drei- bis neunfach erhöhtes Risiko hat, ein Karzinom der Gebärmutterschleimhaut (ein östrogenabhängiges Karzinom) zu entwickeln. Das rührt daher, daß sie Östrogen im Fettgewebe produziert, ihre Ovarien jedoch kein Progesteron mehr produzieren, das normalerweise die Gebärmutterschleimhaut vor Überflutung mit Östrogen schützt.

Ein weiterer Faktor dafür, daß sich korpulente Frauen einer relativen Immunität gegenüber der Osteoporose erfreuen, ist, daß ihr größeres Gewicht die Knochen mehr beansprucht. Als anpassungsfähiges Gewebe, das der Knochen nun einmal ist, reagiert er auf die Gewichtszunahme durch Bildung neuen Knochengewebes, um der größeren Belastung zu begegnen.

Haben Sie jemals orale Schwangerschaftsverhütungsmittel gebraucht?

Nur selten hören Sie etwas über die medizinischen Vorteile der Pille. Es ist jedoch ganz offenkundig, daß Frauen, die diese über längere Zeit genommen haben, stärkere Knochen besitzen als Frauen, bei denen das nicht der Fall ist.

Die Pille enthält Östrogen und Progesteron, und beide Hormone wirken sich auf die Knochenmasse positiv aus. Man hat vermutet, daß diese beiden Hormone die Freigabe von Kalzitonin anregen, das den Knochenabbau verhindert.

Wie viele Kinder haben Sie geboren?

»Jedes Kind kostet einen Zahn.« Dieses alte Sprichwort, das für die Knochen ebenso gelten kann wie für die Zähne, braucht sich nicht zu bewahrheiten. Wenn Ihr täglicher Kalziumkonsum sowohl Ihren Bedürfnissen als auch denen Ihres noch ungeborenen Babys entspricht, kann Schwangerschaft die Knochenmasse günstig beeinflussen.

Der hohe Östrogenspiegel während der Schwangerschaft regt die Aktivierung von Vitamin D an (das die Kalziumabsorption fördert) und steigert die Produktion von Kalzitonin (das den Knochenabbau hemmt). Auch der Anstieg von Progesteron ist während der Schwangerschaft ganz erheblich, was ebenfalls zur Erhaltung der Knochen beiträgt.

Mehrere Untersuchungen haben die günstigen Wirkungen der Schwangerschaft auf die Knochen bestätigt. Von einer Gruppe von Amerikanerinnen mit Osteoporose hatten zwei Drittel keine Kinder gehabt. Nicht genügend erforscht wurde die Frage, ob beispielsweise fünf Schwangerschaften einen größeren Schutz bewirken als nur eine einzige Schwangerschaft. Alles, was wir endgültig sagen können, ist, daß das Osteoporoserisiko größer ist, wenn sie keine Kinder hatten.

Andererseits kann Schwangerschaft in unterentwickelten Ländern, wo es an Nahrungsmitteln mangelt, sich auf das Skelett der Mutter nachteilig auswirken; obgleich dies mehr für weiße Frauen als z.B. für Negerinnen zu gelten scheint. Das wenige Kalzium, das die Mutter aufnimmt, geht unmittelbar in das sich entwickelnde Kind über, um bei diesem Knochen aufzubauen. Und da die geringen Mengen an Kalzium in den Nahrungsmittelrationen gewöhnlich nicht einmal ausreichen, die Bedürfnisse des Fetus zu decken, werden auch die Kalziumreserven des Mutterskeletts verbraucht.

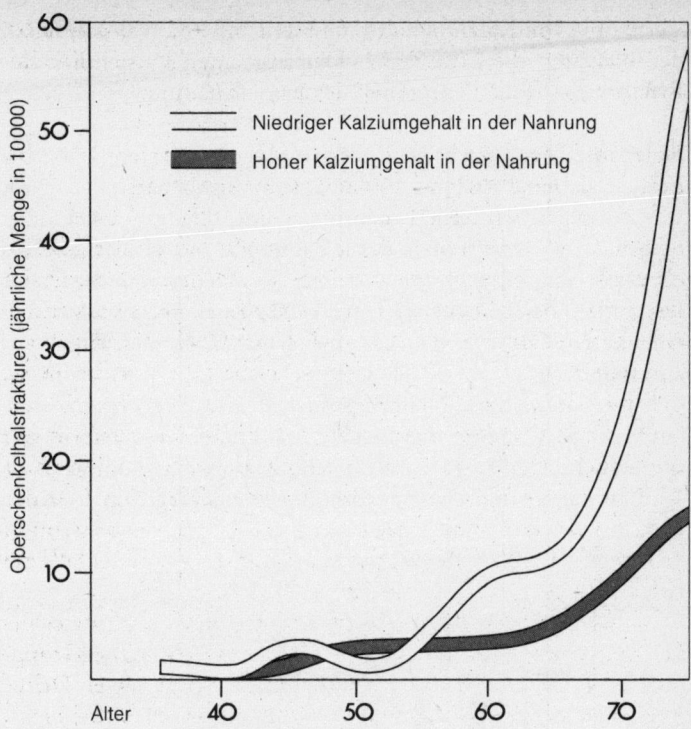

Anzahl von Schenkelhalsfrakturen bei Jugoslawinnen mit hohem und mit niedrigem Gehalt an Kalzium in der Nahrung.

Essen Sie gut?

In der Physiologie des Knochens spielt die Ernährung in jeder Hinsicht eine wichtige Rolle. Schlechte Eßgewohnheiten verhindern in der Kindheit und im frühen Erwachsenenstadium eine normale Entwicklung des Knochens und können die Rate des Knochenverlustes bei zunehmendem Alter beschleunigen.

Aber was sind »gute« Eßgewohnheiten« genau? Obwohl eine rundum gute Ernährung wichtig ist, haben Untersuchungen gezeigt, daß die absolute Menge von Kalzium und das relative

Verhältnis von Kalzium zu bestimmten anderen Nährstoffen in der Nahrung die kritischsten Determinanten hinsichtlich der Ernährung für die Gesundheit des Knochens sind.

Kalzium: Wenn auch ein Endokrinologe die Osteoporose bei Frauen als ein Problem des Östrogenmangels darstellen wird, was sie ja ist, wird ein Ernährungswissenschaftler mehr dazu neigen, sie als ein Problem des Kalziummangels anzusehen (was ebenfalls richtig ist). Wenn aber Kalzium ein derart bedeutender Bestandteil des Knochens ist, trifft die Annahme gewiß zu, daß eine kalziumarme Ernährung der Gesundheit des Knochens abträglich ist.

Mit kalziumarmen Nahrungsmitteln gefütterte Versuchstiere entwickeln Osteoporose. Auch an Frauen vorgenommene Untersuchungen zeigen eine Beziehung zwischen niedriger Kalziumaufnahme und Osteoporose. Bei einem Vergleich der Kno-

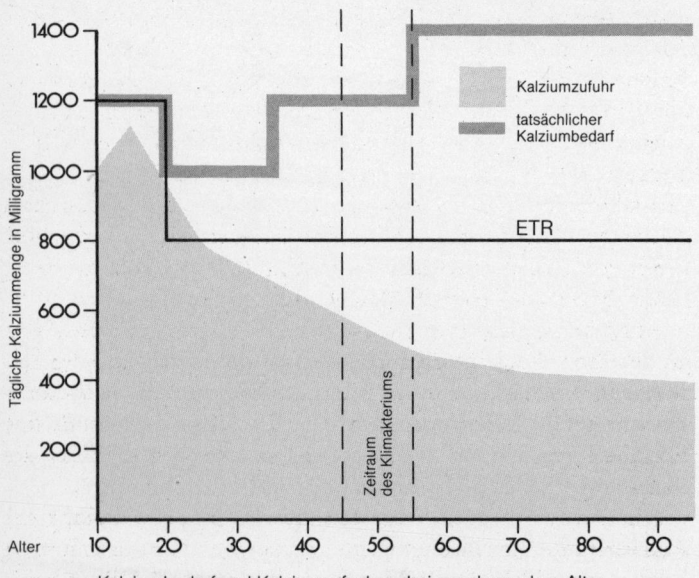

Kalziumbedarf und Kalziumaufnahme bei zunehmendem Alter

chenmasse zweier Gruppen aus verschiedenen ländlichen Gebieten in Jugoslawien – eine Gruppe nahm täglich eine bestimmte Durchschnittsmenge (940 Milligramm) Kalzium zu sich, und zwar doppelt soviel wie die Angehörigen der anderen Gruppe (441 Milligramm) – wurde ersichtlich, daß Frauen in der Gruppe mit mehr Kalzium zur Zeit der Reife des Skeletts ganz deutlich kräftigere Knochen hatten und daß auch die Häufigkeit von Oberschenkelhalsfrakturen im späteren Leben geringer war, als dies bei den Frauen in der Gruppe mit wenig Kalziumaufnahme der Fall gewesen ist. Untersuchungen an Amerikanerinnen mit Osteoporose haben gezeigt, daß diese Frauen bezeichnenderweise weniger Kalzium zu sich nahmen als Frauen ohne Osteoporose, und außerdem, daß diese Mengen bei ihnen aus den eingenommenen Nahrungsmitteln weniger wirksam absorbiert wurden. An Engländerinnen vorgenommene Untersuchungen haben diese Ergebnisse bestätigt.

Mit fortschreitendem Altern erfährt jeder Mann und jede Frau eine Abnahme der Fähigkeit, Kalzium zu absorbieren; dies ist wahrscheinlich eine der Ursachen dafür, daß wir allesamt beim Älterwerden Knochenmasse verlieren. Bei Männern und bei Frauen kommt es auch zu einem relativen Mangel an Laktase, eines zur Verdauung der in der Milch vorhandenen Laktose notwendigen Enzyms. Dies wiederum führt zu einer Abnahme des Konsums von an Kalzium reicher Milch und anderen Milchprodukten. Bei Frauen bewirkt das Klimakterium außerdem noch eine Abnahme der Fähigkeit, Kalzium zu absorbieren; und das mag ein weiterer Grund dafür sein, daß Frauen mehr Knochensubstanz verlieren als Männer.

Aber wieviel Kalzium Sie auch während des Klimakteriums zu sich nehmen, Sie absorbieren es weniger und scheiden davon mehr aus als eine Frau, die das Klimakterium noch nicht erreicht hat oder sich einer Östrogentherapie unterzieht. Daher brauchen Frauen nach den Wechseljahren mehr Kalzium als vorher.

Um die Knochen im Klimakterium zu schützen, springt der Kalziumbedarf von einer empfehlenswerten täglichen Ration (ETR) von 800 Milligramm auf mindestens 1400 Milligramm.

Wenn Sie ein typischer Fall sind, ist das leider gerade die Zeit, da Sie die besten Kalziumquellen – Milchprodukte – aus dem Speisezettel streichen, weil sie »zu dick machen«. Die Durchschnittsamerikanerin im Alter von über 45 konsumiert sehr wenig Kalzium – lediglich 450 Milligramm täglich. Das führt zu einem negativen Kalziumgleichgewicht von etwa 40 Milligramm pro Tag. (Es gehen 40 Milligramm Kalzium mehr durch den Urin verloren als vom Darm absorbiert wird.) Überträgt man das in den Knochenverlust, so verliert die Frau ungefähr 1,5% der Knochenmasse pro Jahr. Bei dieser Menge wird eine Frau mit einer im fünfzigsten Lebensjahr zu erwartenden Menopause im Alter von sechzig Jahren 15% der Knochenmasse verloren haben.

Verhältnis von Kalzium zu Phosphor: Phosphor ist ein wichtiges Mineral, das in jeder Körperzelle vorkommt und tatsächlich bei jedem Stoffwechselprozeß eine Rolle spielt. Zusammen mit Kalzium ist Phosphor ein Hauptbestandteil des Knochens. Allerdings kann nach Ansicht einiger Wissenschaftler zuviel Phosphor, oder, genauer gesagt, ein Übermaß von Phosphor im Verhältnis zu Kalzium, zum Knochenverlust führen.

Tierversuche haben gezeigt, daß es zum Knochenverlust kommen kann, wenn die Phosphormenge in der Nahrung die Menge an Kalzium erheblich übersteigt. Das scheint auch beim Menschen der Fall zu sein, was u. a. an der hohen Knochenverlustrate bei den arktischen Eskimos in Kanada und Alaska ersichtlich ist, deren Nahrung hauptsächlich aus dem an Phosphor reichen Walroß- und Robbenfleisch besteht. Bei den Eskimos in der Arktis setzt der Knochenverlust in einem früheren Lebensalter ein, und sie verlieren 15 bis 20% mehr Knochen als z. B. weiße Amerikanerinnen.

Schätzungen hinsichtlich des Verhältnisses von Phosphor zu Kalzium besagen, daß z. B. in der amerikanischen Nahrung zweimal bis viermal mehr Phosphor als Kalzium vorhanden ist. Zahlreiche Grundnahrungsmittel wie Brot, Nährmittel, Kartoffeln, Rind- und Hammelfleisch sowie Colagetränke enthalten weitaus mehr Phosphor als Kalzium. Sehr verbreitet ist Phos-

phor in Lebensmittelzusatzstoffen, es ist daher ein Hauptbestandteil industriell hergestellter oder haltbar gemachter
Lebensmittel. Wie aus Industriestatistiken hervorgeht, bezieht
der typische Amerikaner allein aus dieser Quelle täglich ungefähr 300 Milligramm Phosphor. Für die Durchschnittsfrau, die
täglich nur 450 Milligramm Kalzium zu sich nimmt, bleibt die
theoretische Sicherheitstoleranzgrenze sehr klein.

Die genaue Bedeutung der Wirkung von Phosphor auf Kalzium bezüglich des Knochenverlustes beim Menschen bleibt
unklar. Einige Untersuchungen haben gezeigt, daß nur sehr
große Mengen von Phosphor merkliche negative Wirkungen
haben. Weitere Forschungen sind erforderlich, um das ideale
Verhältnis zwischen Kalzium und Phosphor festzulegen.

Sind Sie Vegetarierin?

Falls Sie überhaupt jemals darüber nachgedacht haben, ob Sie
Vegetarierin werden sollen, aber noch unschlüssig sind, ob das
der Mühe wert sei, erhalten Sie jetzt möglicherweise eine Antwort darauf: Vegetarisch lebende Leute haben kräftigere und
festere Knochen als solche, die fleischreiche Nahrung zu sich
nehmen. Sie verlieren im Alter weniger Knochensubstanz, und
es kommt bei ihnen weniger häufig zur Osteoporose.

Eine Untersuchung, bei der man ältere Frauen, die regelmäßig
Fleisch aßen, mit solchen verglich, die Milch-Ei-Vegetarier
waren (also Milchprodukte und Käse zu sich nahmen, jedoch
kein Fleisch), ergab hinsichtlich der Menge an alterungsbeding-
tem Knochenverlust große Unterschiede. Die Kalziummenge in
der Nahrung war bei beiden Gruppen, also bei den Fleischesse-
rinnen wie bei den Vegetarierinnen, ähnlich, aber die Fleisches-
serinnen verloren zwischen dem 50. und dem 89. Lebensjahr
35% der Knochenmasse, die Vegetarierinnen hingegen lediglich
18%. Eine andere Untersuchung, zwischen Vegetariern und
Fleischessern die sowohl Frauen als auch Männer umfaßte,
zeigte in der Knochenmasse bei zunehmendem Alter zunehmende Unterschiede. Bei Vegetariern war die durchschnittliche

Knochendichte in den siebziger Lebensjahren größer als die von Fleischessern in ihren fünfziger Lebensjahren!

Da Rind- und Hammelfleisch reich an Phosphor ist, kann der Unterschied in der Knochenmasse zwischen Vegetariern und Fleischessern zum Teil durch die Unterschiede im Verhältnis von Kalzium zu Phosphor in der Nahrung erklärt werden.

Aber auch mit dem erheblichen Unterschied im Säuregehalt läßt sich das zum Teil erklären: Vegetarische Nahrung hat einen geringen Säuregehalt, Fleischnahrung weist dagegen einen hohen Säuregehalt auf; denn jedes Fleisch enthält die vorwiegend säurehaltigen Aminoverbindungen. Wenn es manchmal auch scheinen mag, daß die Wissenschaft längst schon alle Fragen beantwortete, so haben die Wissenschaftler hier nur eine Theorie: Sie nehmen an, daß der Körper auf eine Säureüberlastung durch Auflösung des Knochengewebes reagiert, um so zu versuchen, das Säurefeld zu neutralisieren.

Haben Sie genügend Bewegung?

Auf der Fahrt zum Mond gab es eine Überraschung. Während des kurzen Raumfluges verloren gesunde, junge Astronauten große Kalziummengen in den Knochen. Die Ursache? Eingeschränkte Bewegung in einer schwerkraftlosen Umgebung. Zu etwas Ähnlichem kommt es bei Personen, die auf den Rollstuhl angewiesen sind oder einige Wochen im Bett liegen müssen. Man bezeichnet dies als »Ruhe-Osteoporose«. Es ist also ganz klar, entweder Sie gebrauchen Ihre Knochen, oder Sie verlieren sie.

Regelmäßige Bewegung ist für die Entwicklung und die Erhaltung kräftiger, gesunder Knochen ganz entscheidend. Das gilt für alle, vom heranwachsenden Kind bis zur älteren Frau. Man nimmt an, daß Bewegung die einzige vorbeugende oder therapeutische Maßnahme ist, die nicht nur den Knochenverlust stoppt, sondern darüber hinaus auch die Bildung neuer Knochenmasse anregt. Einige Wissenschaftler meinen, alterungsbedingter Knochenverlust sei vermeidbar, wenn man bereit sei, ein

Nachlassen der körperlichen Aktivität zu verhindern. Die Vermeidbarkeit des Knochenverlustes ist also davon abhängig, in welchem Maße das Nachlassen der körperlichen Aktivität bei zunehmendem Alter vermeidbar ist.

Obwohl die Wichtigkeit körperlicher Bewegung eine den meisten Menschen bewußte Tatsache ist, beginnt die Wissenschaft erst jetzt, die spezifischen Wirkungen körperlicher Bewegung zu erforschen. Welche Art und wieviel Körperübungen dienen einer Frau zur Vorbeugung von Knochenverlust? Oder, noch einen Schritt weiter: Sind Körperübungen, und wenn ja, wie viele, imstande, die Knochenmasse tatsächlich anzuheben? Bis heute gibt es keine verbindlichen Empfehlungen für tägliche Körperübungen, wie man sie etwa für die Dosierung von Kalzium oder Vitamin D kennt.

Körperübungen wirken sowohl lokal als auch allgemein günstig auf die Knochen. Das heißt also, daß zum Beispiel Fußübungen die Beinknochen günstig beeinflussen, zugleich aber, wenn auch nur in geringerem Maße, das übrige Knochengerüst. Was Körperübungen im einzelnen bewirken, ist noch nicht geklärt. Folgendes ist jedoch bekannt:

1. Durch körperliche Übung wird der Knochen physisch effektiv belastet. Ebenso wie die Muskeln reagieren die Knochen dadurch auf Belastung, daß sie größer und kräftiger werden (Hypertrophie). Und ebenso wie die Muskeln werden auch die Knochen bei Nichtgebrauch schwach und verkümmern (Atrophie).

2. Körperübung erhöht die Durchblutung der Knochen, wodurch knochenbildende Nährstoffe herangeführt werden.

3. Körperübungen beeinflussen verschiedene Komponenten der Hormonkontrolle des Körpers hinsichtlich der Knochenneubildung, wobei auf noch unbekannte Weise das Gleichgewicht zugunsten der Bildung neuer Knochen verlagert wird. In einer kürzlich abgeschlossenen Untersuchung an der Pennsylvania State University stellte man bei Frauen im mittleren Alter, von denen viele nie regelmäßig Körperübungen durchgeführt hatten, nach einem sechswöchigen Übungsprogramm ein Ansteigen des Östrogenspiegels fest.

Kann kontrolliertes Belastungstraining dem Knochenverlust vorbeugen und neue Knochen aufbauen?

Bereits 1892 hat man vermutet, daß auf Knochen einwirkende mechanische Kräfte deren Aufbau verändern könnten. Heute untersuchen Forscher an der Universität Florida die Auswirkungen eines kontrollierten Nautilus-Belastungsprogramms auf die Knochenmasse von Frauen im Klimakterium.

Das Prinzip der Nautilus-Maschinen ist es, der Kraft, welche die Muskeln während ihres gesamten Bewegungsablaufs aufbieten, gleichmäßigen Widerstand entgegenzusetzen. Auf diese Weise kann bei den Übungen die volle Kraft der Muskeln entfaltet werden. Genau überwachte Trainingsprogramme, die dreimal in der Woche stattfinden und jeweils 20 Minuten dauern, gewährleisten hohe Intensität, höchsten Gewinn und ein minimales Risiko trotz dieses harten Trainings. Da diese Übungen langsam, bedächtig, ohne aufreibende oder ruckartige Bewegungen ausgeführt werden, sind Schädigungen selten; Gelenkverschleiß oder Zerrungen, ein alltägliches Problem beim Joggen, sind minimal.

Vorläufige Untersuchungsergebnisse der Universität Florida hinsichtlich der Frage, ob das Nautilus-Programm dazu beitragen kann, Frauen, die sich in den Wechseljahren befinden, in gutem Gesundheitszustand zu erhalten und vielleicht auch die Knochenmasse aufzubauen, werden 1984 veröffentlicht.

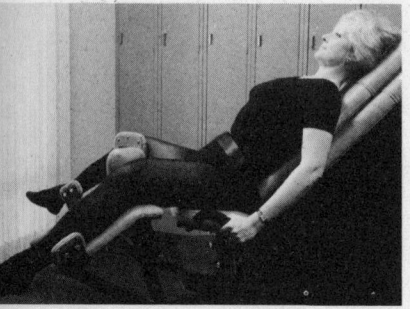 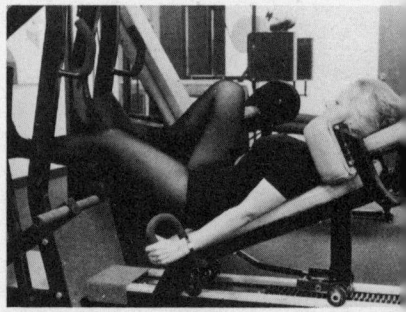

Der erhebliche Kraftaufwand, der erforderlich ist, um die Beine aus der gestreckten Lage zusammenzubringen, ist gut für die Zugmuskeln der Innenschenkel.

Das abwechselnde Ausstrecken der Beine gegen einen Widerstand trainiert die Hauptmuskeln im Unterleib.

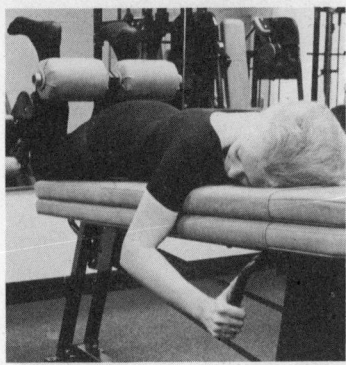

Die Muskeln der Kniesehnen an der Rückseite bringen die Beine aus gestreckter Lage in Richtung zum Rücken empor.

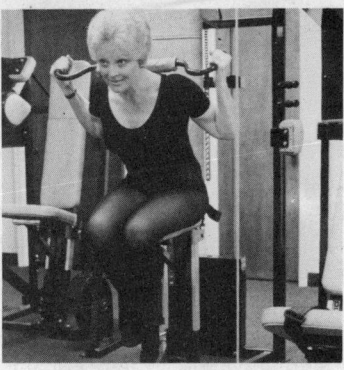

Durch das Ziehen des waagrechten Barrens, der sich oben hinter dem Kopf bzw. hinter den Schultern befindet, werden die Hauptmuskeln im Oberkörper und in den Armen trainiert.

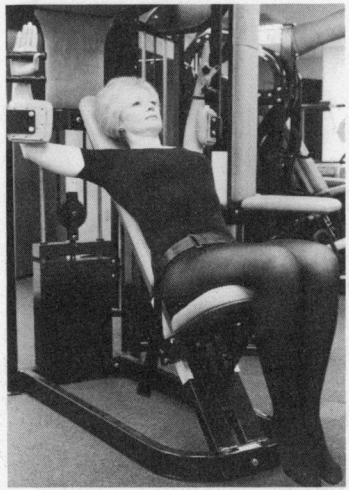

Die Brustmuskeln im Oberkörper bringen die Arme vor dem Körper aus der ausgestreckten Lage zusammen.

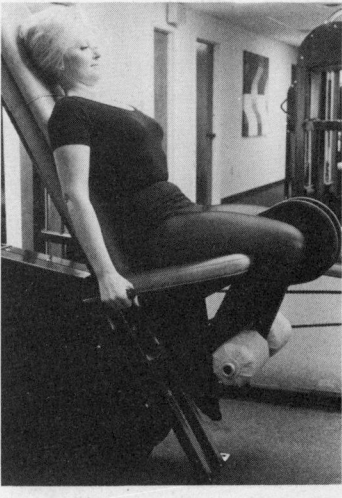

Die großen Oberschenkelmuskeln bringen die Beine in die ausgestreckte Lage vor dem Körper hinauf.

Und in einer anderen Untersuchung wurde bei Männern im mittleren Lebensalter nach dem Fahren von Übungsfahrrädern ein niedrigerer Gehalt an schädlichen Nebennierenhormonen gefunden.

Bisher haben sich die meisten Untersuchungen hinsichtlich der Auswirkung körperlicher Übungen auf das Skelett bei Weltklasseathleten konzentriert, wobei man diese Spitzensportler mit Personen in überwiegend sitzender Lebensweise verglich. Niemanden nahm es Wunder, daß die Athleten größere Muskeln und auch festere Knochen hatten als jene, die körperlich nicht aktiv waren. Wenn auch nur wenige von uns Weltklasseathleten sind und noch weniger von uns Lust haben (oder dazu überhaupt imstande sind), sich solch anstrengenden Trainingsprogrammen zu unterziehen, um die Knochen aufzubauen, so ergaben die bisherigen Untersuchungen doch, daß in normalen Grenzen gehaltene Körperübungen auf Knochen heilsame Wirkungen haben können.

Kürzlich wurden in einer Untersuchung die Auswirkungen maßvoller Körperübungen an Frauen nach der Menopause (das Durchschnittsalter betrug 53 Jahre) erforscht. Ein Jahr lang hatten die Frauen an einem entsprechenden Programm teilgenommen. Dreimal in der Woche liefen sie sich jeweils eine Stunde warm und machten Zirkulations- und Konditionsübungen. Die Ernährung änderten sie nicht. Für ihre Mühen wurden diese Frauen mit einer signifikanten Erhöhung des Kalziumgehaltes und dadurch, daß sich keinerlei Anzeichen von Knochenverlust feststellen ließ, belohnt. (Ehe man jedoch endgültig darauf schließen kann, daß ein solches Übungsprogramm der Osteoporose vorbeugt, ist es notwendig, mehr Frauen über längere Zeiträume hinweg zu untersuchen.)

Forscher, die gegenwärtig eine vier Jahre dauernde Untersuchung in Wisconsin durchführen, hoffen feststellen zu können, daß die Knochenmasse durch Körperübungen zunimmt. Einhundertzwanzig Frauen, die sich den Wechseljahren nähern, nehmen an einem Programm teil, das Tanz nach Jazzmusik, Muskeltraining, Jogging und Volkstanz umfaßt. Vorläufige

Ergebnisse ermutigen: Die Knochenmasse der Übungsteilnehmerinnen bleibt erhalten, eine Kontrollgruppe gleichaltriger Frauen hingegen, die keine Körperübungen betreiben, weist bereits den für ihre Altersgruppe typischen Knochenverlust von 1 bis 2% oder mehr pro Jahr auf. Ob körperliche Übungen tatsächlich die Knochenmasse anwachsen lassen, werden allerdings erst die Endergebnisse der Untersuchung, die 1984 abgeschlossen sein soll, zeigen.

Sind Sie Raucherin oder rauchen Sie nicht?

Im Jahre 1972 hat man die Rauchgewohnheiten einer kleinen Frauengruppe mit schwerer Osteoporose geprüft. Man stellte fest, daß 94% von ihnen Raucherinnen waren, und zwar rauchten 88% täglich mehr als ein Päckchen Zigaretten. Später, 1976, berichtete derselbe Forscher über eine größere Gruppe (72 Frauen) mit von Osteoporose verursachten Rückgrat-Frakturen; 76% dieser Gruppe waren Raucherinnen, 68% rauchten stark.

Was bedeutet das? Eine mögliche Erklärung beruht auf der Wirkung, die das Rauchen auf die Funktion der Leber ausübt. Da in der Leber das Vitamin D aktiviert wird, ist es möglich, daß das Rauchen diese Aktivierung beeinträchtigt; dies würde zu einer Abnahme der Kalziumabsorption, zu einem noch stärkeren Kalziumungleichgewicht und somit zu einem Verlust an Kalzium in den Knochen führen.

Obwohl diese Untersuchungen wie eine Anklage gegen das Rauchen klingen, deuten sie lediglich auf einen möglichen Zusammenhang zwischen Rauchen und Knochenverlust hin. Es gibt keinen Beweis dafür, daß Rauchen tatsächlich kausal für den schnelleren Knochenverlust bei diesen Frauen verantwortlich war; es ist nämlich auch möglich, daß deren Knochenmasse zur Zeit der Reife des Skeletts ganz einfach geringer war als das der Nichtraucherinnen.

Die uns zur Verfügung stehenden Fakten werfen auf dieses Problem nur wenig Licht. Bekannt ist, daß Raucherinnen zu einem früheren Klimakterium (etwa fünf Jahre früher) neigen als Nichtraucherinnen. Also ist es denkbar, daß es nur insofern einen Zusammenhang mit dem Rauchen gibt, als eine Raucherin eine längere Zeit ihres Lebens ohne Östrogenschutz für ihre Knochen ist. Es kann aber auch sein, daß das Körpergewicht – Raucherinnen neigen bekanntlich weniger zu Übergewicht – und nicht das Rauchen dabei der maßgebliche Fakor ist.

Die Langzeitwirkungen des Rauchens auf den Knochenverlust bei Frauen waren schwer festzustellen, da lange Zeit hindurch weniger Frauen rauchten als Männer. Heutzutage gibt es jedoch auch immer mehr Raucherinnen, außerdem beginnen die Frauen schon in jüngeren Jahren zu rauchen. Bald wird es also auch eine große Gruppe von Frauen geben, die ihr ganzes Leben lang Raucherinnen waren, und vielleicht werden sie zur Antwort auf die Frage beitragen, ob und inwiefern der Knochenverlust tatsächlich mit dem Rauchen zusammenhängt.

Aber warum sollten wir überhaupt auf eine Bestätigung warten, daß Rauchen von Nachteil ist? Schließlich wissen wir doch schon, daß das Rauchen bei der chronischen Bronchitis, beim Emphysem, beim Lungenkrebs und bei der Herzerkrankung einen bedeutenden Faktor darstellt und zu vielen anderen Krankheiten beiträgt. Es gibt also immer einen Grund, das Rauchen einzustellen.

Trinken Sie Alkohol im Übermaß?

Alkohol verschlechtert die Absorption des Kalziums durch den Darm; außerdem kann Alkohol die Fähigkeit der Leber, Vitamin D zu aktivieren, in Mitleidenschaft ziehen. Übermäßiger Alkoholgenuß verwischt den normalen Unterschied der Osteoporose bei jungen und alten Leuten oder bei Männern und Frauen. Schwere Osteoporose wurde bei männlichen Alkoholikern, die erst wenig über 20 Jahre alt waren, festgestellt. Zweifellos, die unzureichende Ernährung, Bewegungsmangel und die bei vielen Alkoholikern zu beobachtende Zerstörung der Leber tragen zum rapiden Knochenverlust der Alkoholiker bei.

Bisher hat man noch nicht genügend Untersuchungen zur Klärung der Frage angestellt, ob auch mäßige Alkoholmengen irgendeine Langzeitwirkung hinsichtlich der Knochenmasse haben.

Welche Medikamente nehmen Sie?

Es gibt eine ganze Anzahl von Arzneimitteln, die mit ernstem Knochenverlust in Zusammenhang stehen. Zahlreiche Medikamente können schon von sich aus Osteoporose verursachen, andere steigern bloß die Anlage zu Knochenverlust. Kapitel 6 behandelt die Frage, wie Sie die schädlichen Auswirkungen dieser Medikamente ausgleichen und wodurch Sie sie ersetzen können.

Kortikosteroide: Häufig werden sie zur günstigen Beeinflussung der Symptome von rheumatischer Arthritis und von Asthma angewandt. Die gebräuchlichsten Kortikosteroide sind Kortison, Hydrokortison, Prednisolon und Dexamethason. Bei langem Gebrauch können diese Arzneimittel zu schwerem Knochenverlust und damit schließlich unabhängig von Alter oder Geschlecht, zur Osteoporose führen.

Zu diesen Wirkungen scheint es auf zweierlei Weise zu kommen:
1. Durch Verminderung der Kalziumabsorption und Steigerung der Kalziumausscheidung führen derartige Medikamente zur Verschlechterung des Kalziumgleichgewichts.
2. Sie wirken unmittelbar auf das Knochengewebe ein und hemmen die Bildung neuer Knochen.

Durch Kortikosteroide hervorgerufene Osteoporose ähnelt in vieler Hinsicht der Osteoporose nach dem Klimakterium, und dennoch gibt es ausgeprägte Unterschiede. Bei der durch Kortikosteroide hervorgerufenen Osteoporose ist das Ausmaß des Knochenverlustes in der Regel viel höher; außerdem sind die Symptome des Knochenverlustes, charakterisiert durch den Verlust an Rippenknochenmasse und nachfolgende Rippenfrakturen, unterschiedlich.

Antikonvulsiva: Mittel gegen Epilepsie wie Phenytoin, Phenobarbital, Primidon und Phensuximid werden in der Leber metabolisiert. Dort regen sie die Produktion von Vitamin D abbauenden Enzymen an. Das führt zu einem Zustand von relativem Mangel an Vitamin D sowie – indirekt – zum Kalziummangel, da Vitamin D für die Kalziumabsorption erforderlich ist. Das durch Antikonvulsiva hervorgerufene negative Kalziumgleichgewicht führt aufgrund der Osteomalazie (infolge Kalziummangels) zu einem besonders schweren Knochenverlust.

Antacida: Innerhalb der großen Zahl von Personen mit in jüngster Zeit diagnostizierten Magen- und Darmgeschwüren wächst der Anteil an Frauen ständig. Diese Frauen, aber auch eine große Anzahl von Personen, die nicht an Geschwüren leiden, nehmen täglich Antacida (die Magensäure bindende Arzneimittel) ein.

Da jedes Jahr viele Millionen Mark für Antacida ausgegeben werden, scheinen sie zum Lebensstil zu gehören. Die meisten

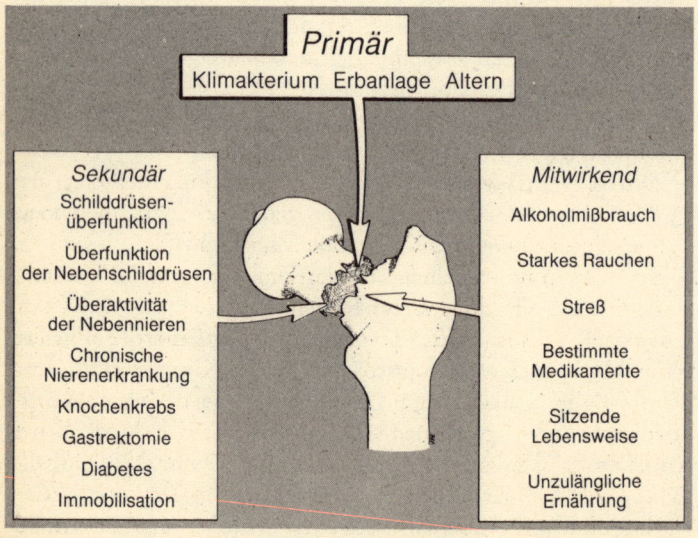

Ursachen für die Osteoporose

halten diese nicht der Verschreibungspflicht unterliegenden Mittel für harmlos und sind sich dessen nicht bewußt, daß viele Antacida Aluminium enthalten, welches zur erhöhten Ausscheidung von Kalzium führt. Dieses zusätzliche Kalzium stammt von den Knochen.

Unmittelbar verursachen aluminiumhaltige Antacida wahrscheinlich keine Osteoporose, aber sie können zum Knochenverlust beitragen. Zur Linderung von Magen-/Darmbeschwerden werden Antacida auch zusammen mit Kortikosteroiden eingenommen. Aber auch viele Alkoholiker greifen zur Beruhigung des Magens regelmäßig zu Antacida; man wies nach, daß diese Kombination die Zerstörung der Knochenmasse fördert.

Diuretika: Diuretika fördern die Produktion von Harn, sie werden oft Personen mit hohem Blutdruck verschrieben. Hinsichtlich ihrer Wirkungen auf das Kalziumgleichgewicht und auf die Knochenmasse sind einige Diuretika gut, einige schlecht.

Furosemid zum Beispiel steigert die Kalziumausscheidung über den Harnweg. Thiazide verringern dagegen sogar die Menge des Kalziumverlustes durch den Harn, sind also für ältere Frauen zweckdienlicher.

Schilddrüsenpräparate: Man nimmt an, daß hohe Dosen von Schilddrüsenpräparaten einen physiologischen Zustand bewirken, der der Schilddrüsen-Überfunktion ähnelt, bei der, wie bereits geschildert, das Osteoporoserisiko erhöht ist. In einem jüngeren Forschungsbericht wurde mitgeteilt, daß Frauen, die täglich Präparate mit einem Gehalt entsprechend 300 Mikrogramm Lethotyroxin einnahmen, signifikant weniger Knochenmasse hatten als Frauen, die keine Schilddrüsenhormone zu sich nahmen.

Enthält Ihr Trinkwasser Fluor?

Eine Untersuchung verglich zwei Gemeinden in Norddakota, wobei dem Wasser der einen Gemeinde Fluor zugesetzt worden war, dem Wasser der anderen Gemeinde nicht. Die Untersuchungsergebnisse zeigten, daß die Wirbelsäulen der Frauen, die Wasser mit Fluor getrunken hatten, mehr Knochenmasse hatten als die Wirbelsäulen der Frauen der anderen Gruppe. Die Wirkung von Fluor auf die Knochen ähnelt der Wirkung von Fluor auf die Zähne – es begünstigt die Speicherung von Kalzium und die Knochenbildung.

Die Umweltverschmutzung

Ein besonders hoher Gehalt an toxischen Metallen wie Kadmium, Blei, Kupfer und Zink in der Umwelt wurde mit Knochenverlusten sowohl bei Haus- oder Nutztieren als auch bei Menschen in Verbindung gebracht. Wenn Sie aber nicht gerade Tür an Tür mit einem Zinkschmelzwerk wohnen, dürften diese Umweltbelastungen Ihr Osteoporoserisiko kaum wesentlich beeinflussen.

Warum bekommen Männer kaum Osteoporose?

Schon ein flüchtiger Blick auf die Bewohner eines Pflegeheims zeigt, daß tatsächlich auch manche Männer an Osteoporose leiden. Sie bilden jedoch eine kleine Minderheit, außerdem sind sie im allgemeinen älter als ihre Leidensgefährtinnen. Entweder hat sie ganz einfach die altersbedingte Osteopenie eingeholt, oder aber sie haben möglicherweise bestimmte sekundäre Risikofaktoren, wie Diabetes, oder sie nahmen lange Zeit hindurch Kortikosteroide ein.

Der Hauptgrund dafür, daß weniger Männer als Frauen unter Osteoporose leiden, ist ihre – im Vergleich zu den Frauen – größere Knochenmasse; hinzu kommt noch, daß bei ihnen der durch das Älterwerden bedingte Knochenverlust langsamer verläuft und, im Vergleich zu den Frauen, der Gehalt an Kalzitonin höher ist, denn Männer nehmen allgemein mehr Kalzium zu sich. Außerdem haben Männer ein höheres Körpergewicht und größere Muskeln; ihre Knochen sind meist größeren Belastungen ausgesetzt, was sich wiederum positiv auf die Knochenmasse auswirkt.

So wie die weiblichen Sexualhormone Östrogen und Progesteron die Knochen der Frauen schützen, spielt bei Männern das Testosteron als männliches Sexualhormon bei der Entwicklung und Beibehaltung fester Knochen eine bedeutende Rolle. Im Gegensatz zu den Frauen gibt es bei Männern kein Äquivalent zum Klimakterium, das eine jähe Abnahme oder Erschöpfung von Testosteron verursacht. Möglicherweise führt das Altern zu einer graduellen Abnahme der Testosteronproduktion; aber diese allgemeine Abnahme ist nicht groß genug, um erheblichen Knochenverlust zu verursachen.

Da die meisten Untersuchungen über die Osteoporose bei Frauen durchgeführt wurden, ist über möglicherweise analoge Gegebenheiten bei Männern verhältnismäßig wenig bekannt. Wir können demnach nur vermuten, daß dieselben Faktoren, die das Osteoporoserisiko bei Frauen beeinflussen, also – primär – Veranlagung und Ernährung oder – sekundär – Umweltbelastung und Mangel an körperlicher Bewegung, auch bei Männern das Osteoporoserisiko beeinflussen, wenn auch vielleicht in geringerem Maße.

5
Wie man
den Knochenverlust feststellt

Darüber muß jede Frau Bescheid wissen. Gewiß wollen Sie nicht so lange warten, bis es zu einer Fraktur kommt, um dadurch festzustellen, daß Sie Knochensubstanz verlieren. Sie möchten den fortschreitenden Knochenverlust zum Stehen bringen, bevor ein tatsächlicher Schaden eintritt. Die Frage ist: Wieviel Knochensubstanz haben Sie zur Zeit und wie rasch schreitet der Knochenverlust voran?

Das Problem der Erkennung

Die Früherkennung der Osteoporose war schon immer äußerst schwierig. Gewöhnlich ist bereits beträchtlicher und nicht mehr rückgängig zu machender Schaden zu der Zeit eingetreten, wenn der Knochenverlust von der Betroffenen oder dem Arzt erkannt wird. Im Frühstadium ist die Osteoporose eine schleichende Krankheit ohne äußere Anzeichen.

Das Problem der Erkennung ist deshalb so kompliziert, weil es in der Alltags-Praxis keine brauchbaren, geeigneten und genauen Verfahren gibt, kleine Veränderungen in der Knochenmasse durch Messen festzustellen. Und dies, obgleich hochentwickelte Technologien existieren, mit denen sich bereits verhältnismäßig kleine Änderungen erkennen lassen; diese Verfahren werden aber größtenteils nur in der Forschung benutzt, denn sie sind unerschwinglich teuer und der Öffentlichkeit daher kaum zugänglich.

Anzeichen für bereits eingetretenen oder drohenden Knochenverlust

Werden Sie kleiner?

Das erste äußere Anzeichen dafür, daß Sie bereits an Osteoporose leiden, ist gewöhnlich der Verlust an Körpergröße. Begleiterscheinungen können Änderungen in der Körperhaltung und Rückenschmerzen sein, die auf Fraktur, Einsturz und/oder Quetschung einzelner Wirbelknochen des Rückgrats sowie darauf zurückgehen, daß auch die umliegenden Bänder und Muskeln in Mitleidenschaft gezogen sind. Weil dabei keine Verkürzung der Beinknochen stattfindet, wird sich die Körpergröße lediglich im Bereich des Oberkörpers verringern.

Wenn Sie nicht genau wissen, wie groß Sie zur Zeit der vollen Reife des Skeletts gewesen sind, können Sie durch Schätzung ermitteln, wie groß Sie als junge Frau waren; zu diesem Zweck messen Sie die Spannweite der Arme, denn diese Weite entspricht zur Zeit des frühen Erwachsenseins in etwa der Körpergröße. Wenn Sie nun von der Spannweite der Arme Ihre Körpergröße, gemessen vom Scheitel bis zu den Fersen, abziehen, haben Sie einen ersten Anhaltspunkt für den Verlust der Körpergröße. Eine genaue Messung der Körpergröße sollte deshalb auch bei allen ärztlichen Untersuchungen regelmäßig durchgeführt werden.

Haben Sie eine durchscheinende Haut?

Betrachten Sie Ihren Handrücken. Ist die Haut schlaff und wenig pigmentiert? Sehen Sie die Konturen der großen und kleinen Adern? Wenn das der Fall ist, haben Sie eine durchscheinende Haut. (Sie sind wahrscheinlich über 60 Jahre alt, denn bei jüngeren Frauen ist die Haut nur selten durchscheinend.) Eine Untersuchung an älteren Frauen mit Osteoporose ergab, daß bei 83% die Haut am Handrücken durchscheinend war, bei nur 13% nicht.

Im Jahre 1941 stellte der Arzt Dr. Fuller Albright, der als erster die Osteoporose mit dem Klimakterium in Verbindung gebracht hatte, fest, daß viele seiner an Osteoporose leidenden Patientinnen eine durchscheinende Haut aufwiesen. Diese besonders am Handrücken erkennbare Transparenz beruht auf einem Mangel an Kollagen in den Außenschichten der Haut. Da Kollagen auch ein Hauptbestandteil der Knochen ist, war der Schluß, daß »dünne Haut« mit »dünnen Knochen« zusammenhängt, berechtigt.

Die Dicke der Haut läßt sich leicht mit Tastzirkeln messen. Mit Hilfe dieser Zirkel klemmt man die Haut auf dem Handrük-

---

Gibt es Zusammenhänge zwischen Arthritis und Osteoporose?

Für Frauen mit schwerer rheumatischer Arthritis ist die Wahrscheinlichkeit, Osteoporose zu bekommen, größer als für gleichaltrige Frauen ohne Arthritis. Das Wesen dieses Zusammenhangs ist ungeklärt.

Zweifellos gehört langfristiger Gebrauch von Kortikosteroiden als Mittel gegen Arthritis mit zu diesem Problem, denn es ist bekannt, daß diese Medikamente Osteoporose verursachen. Aber diese Erklärung ist unbefriedigend, denn es gibt auch Patientinnen, die noch niemals Kortikosteroide eingenommen haben und dennoch über eine geringere Knochenmasse verfügen als Frauen, die nicht an rheumatischer Arthritis leiden.

Man hat auch festgestellt, daß Frauen mit rheumatischer Arthritis mehr zu transparenter Haut neigen als gleichaltrige Frauen ohne Arthritis, und dies selbst dann, wenn sie keine Kortikosteroide eingenommen haben; außerdem litten diese Frauen im allgemeinen viel länger an Arthritis als solche mit nichttransparenter Haut.

Über den Zusammenhang zwischen Arthritis und Osteoporose gilt es noch sehr viel zu lernen. Alles, was sich vorerst dazu sagen läßt, ist: Wenn Sie an schwerer rheumatischer Arthritis leiden, liegt Ihr Osteoporoserisiko über einer durchschnittlichen Gefährdung. Folglich ist Ihr Risiko auch erhöht, wenn Sie viele Jahre an dieser Krankheit litten, Kortikosteroide eingenommen haben und zudem noch eine transparente Haut besitzen.

---

ken zusammen und hebt sie so von den darunter liegenden Geweben ab. Auch Korpulente haben in diesem Bereich nur sehr wenig Fett. Mittels dieser Technik stellten Forscher fest, daß nicht durchscheinende Haut 35% dicker ist als transparente Haut. Die Forscher waren aber nicht imstande, diese Tatsache als untrügliches Anzeichen von Osteoporose anzusehen. Nichtsdestoweniger sollte man dünne Haut immer als ein Warnzeichen für kurz bevorstehende oder bereits bestehende Osteoporose betrachten.

Haben Sie Parodontose?

Ein periodontales Leiden (perio = um etwas herum, dontal = die Zähne betreffend), manchmal auch Parodontose genannt, ist ein Leiden, das die die Zähne stützenden Gewebe in Mitleidenschaft zieht: das Zahnfleisch, die Ligamente, welche die Zähne mit dem Kiefer verbinden, und manchmal den Kiefer selbst. Es ist die Hauptursache für den Zahnverlust bei Erwachsenen, und es kommt bei Frauen häufiger vor als bei Männern. Besonders häufig tritt es in den mittleren Lebensjahren auf.

Bei manchen Frauen kann das periodontale Leiden eine drohende Osteoporose ankündigen. Schließen Sie daraus aber nicht andererseits voreilig, Sie hätten deshalb schon Osteoporose. In vielen Fällen ist ein periodontales Leiden eben nur eine Sache mangelhafter Zahnhygiene.

Wie hängen periodontale Leiden mit der Osteoporose zusammen? Während sich anhäufender Zahnbelag und nachfolgendes Einsickern von Bakterien die Hauptursachen für das periodontale Leiden sind, können auch andere Faktoren eine Rolle spielen.

Das periodontale Leiden ist häufig eine Begleiterscheinung eines Knochenverlustes im Kiefer. Wenn der Kieferknochen poröser und infolgedessen weicher wird, sind die Zähne weniger fest verankert. Sie beginnen sich zu bewegen, das Zahnfleisch entzündet sich und schwindet; die Folge: Bakterien haben zu den offenen Wundtaschen zwischen Kiefer und Zähnen ungehindert Zugang.

Wenn Tiere, denen Kalzium entzogen wird, einen allgemeinen Knochenverlust entwickeln, ist das zuerst in den Kieferknochen erkennbar, später im Rückgrat und erst dann in den Beinen. Führt man den Tieren Kalziumzusätze zu, erhöht sich die Knochendichte im Kiefer (weitaus mehr als im Rückgrat oder in den Beinen).

Ähnliche Veränderungen zeigen sich auch bei erwachsenen Menschen, deren Kalziumzufuhr gewohnheitsmäßig gering ist oder deren Ernährung mehr Phosphor als Kalzium enthält. Verabreicht man ihnen täglich Kalziumzusätze in Mengen von 1000 Milligramm, erhöht sich die Knochendichte und die Zahnfleischentzündung geht innerhalb von nur sechs Monaten zurück. Eine Untersuchung hat auch einen Zusammenhang zwischen Knochenverlust im Kiefer und in den Fingern festgestellt.

Schließlich beobachtete man in einer Untersuchung an Frauen im Alter zwischen 60 und 69 Jahren einen deutlichen Zusammenhang zwischen Zahnverlust und Knochenverlust in verschiedenen Körperteilen. Frauen mit verminderter Knochenrinde in den Fingern trugen häufiger ein vollständiges oder teilweise künstliches Gebiß als Frauen mit mehr Knochenrinde.

Tests: Welche diagnostischen Untersuchungsverfahren stehen zur Verfügung und wie gut sind sie?

Blut- und Urintests

Untersuchungen auf Kalzium oder auf andere Knochenabbau-Produkte sind für eine definitive Diagnose der Osteoporose nicht sehr hilfreich, da bei vielen Frauen selbst mit schwerer Osteoporose völlig normale Werte von diesen Substanzen im Blut und im Urin vorhanden sind. Wenn fest steht, daß bei Ihnen bereits ein Knochenverlust eingetreten ist, kann eine Analyse von Knochenabbau-Produkten für die Unterscheidung dienlich sein, ob der Knochenverlust auf Osteoporose zurückzuführen ist oder auf andere Störungen im Knochen.

Blut-Tests: Da Mahlzeiten vereinzelt zur Erhöhung von Kalzium und anderen Verbindungen im Blut führen, werden diese Untersuchungen am Morgen, nach zwölfstündigem Fasten über Nacht, durchgeführt. Untersuchungen auf Kalzium, Phosphor und alkalische Phosphatase (ein am Kalziummetabolismus beteiligtes Enzym) sind sehr weit verbreitet; allerdings zeigen diese an Frauen nach dem Klimakterium vorgenommenen Untersuchungen auch dann normale Ergebnisse, wenn die untersuchten Frauen an Osteoporose leiden.

Abnorme Werte deuten gewöhnlich auf eine sekundäre Ursache eines übermäßigen Knochenverlustes hin, so etwa auf eine Überaktivität der Nebenschilddrüse oder der Schilddrüse. Abnorme Werte alkalischer Phosphatase können bedeuten, daß Sie die Osteomalazie haben, nämlich einen Knochenverlust, der mit Mangel an Vitamin D verbunden ist.

Urin-Tests: Nahrung kann auch die Werte von Kalzium und anderen Verbindungen im Urin beeinflussen; deshalb werden diese Untersuchungen an Proben frisch ausgeschiedenen Urins am frühen Morgen nach nächtlichem Fasten durchgeführt. Die wichtigsten Untersuchungsverfahren prüfen das Verhältnis von Kalzium zu Kreatinin (Rückschlüsse auf Kalziumverlust der Knochen) und das Verhältnis von Hydroxyprolin zu Kreatinin (Rückschlüsse auf Kollagenverlust der Knochen). Einige Ärzte nehmen eine 24-Stunden-Analyse hinsichtlich des Kalziums im Urin vor. Hier wiederum sind abnorme Werte Anzeichen für eine sekundäre Ursache des Knochenverlustes.

Röntgenaufnahmen des Rückgrats oder der Hüfte

Röntgenuntersuchungen des Rückgrats oder der Hüfte sind weit verbreitet, sie sind aber noch nicht imstande, den Knochenverlust so frühzeitig zu erkennen, daß Gegenmaßnahmen eingeleitet werden können. Über 30% an Knochenmasse müssen bereits verlorengegangen sein, ehe selbst der erfahrenste Röntgenologe die Osteoporose feststellen kann. Wenn eine Röntgenuntersuchung zur Feststellung der Osteoporose führt, ist es bereits zu spät, sie zu verhüten. Die Untersuchung ist jedoch insofern wertvoll, als sich durch sie der Grad der durch die Osteoropose verursachten Schädigung bestimmen läßt.

Radiogrammetrie

Die Leistungsfähigkeit der Röntgentechnik läßt sich durch präzise Messungen der Weite der Knochenrindenschale erhöhen. Bei der Radiogrammetrie benutzt man charakteristischerweise den Knochen des Mittelfingers zwischen dem Handgelenk und den Knöcheln (Os metacarpale bzw. Mittelhandknochen). Die festgestellte Weite der Knochenmarkhöhle wird von der Gesamtweite des Knochens abgezogen, wodurch man einen Schätzwert der Rindenstärke erhält.

Die Vorteile der Radiogrammetrie liegen in der leichten Durchführbarkeit. Es bedarf keiner speziellen oder teuren Ausrüstung, es gelangt nur eine geringe Strahlendosis auf eine kleine Körperfläche, und das Verfahren ist leicht und sicher in spezifischen Intervallen zu wiederholen.

Leider ist die Radiogrammetrie zur Messung der Knochenmasse noch ein zu stumpfes Werkzeug, als daß sich damit das Vorhandensein der Osteoporose feststellen ließe. Da man damit den Knochenrindenverlust nur grob schätzen kann, sind mit diesem Verfahren Veränderungen in den Knochenbälkchen nicht meßbar; als Hilfsmittel zur Voraussage eines Knochenverlustes im Rückgrat ist die Radiogrammetrie also wertlos.

Röntgenuntersuchung des Kiefers

Da Knochenverlust zunächst im Kiefer stattfindet und dieser vor Knochenverlust in anderen Körperteilen warnen kann, haben die Zahnärzte die einzigartige Möglichkeit, bei manchen Frauen deren Osteoporoserisiko festzustellen. Eine Durchleuchtung des Kiefers kann daher ein nützliches Untersuchungsverfahren sein. Wenn Ihnen Ihr Zahnarzt sagt, daß die Dichte der Kieferknochen verringert ist, ist Ihr Osteoporoserisiko vielleicht erhöht.

Einfache Photonenabsorptionsmessung

Viele Jahre war diese Technik in der Forschung in Gebrauch, und sie ist derzeit eine der sichersten Methoden zur genauen und fehlerlosen Bestimmung des Gehalts an Mineralstoffen im Knochen und zur Messung der Knochendurchmesser. Ein Densitometer mißt in den Unterarmknochen (Radius) den Gehalt an Mineralstoffen durch Berechnung der Menge absorbierter Gammastrahlen – je größer die Absorption, desto größer die Knochendichte.

Das Verfahren ist einfach. Auf dem Unterarm werden zur Markierung spezifischer Punkte auf den mittleren und unteren Teilen des Radius zwei Striche gezogen. Danach wird der Abtaster so eingestellt, daß er auf den markierten Punkten die Knochendichte mißt. Das Instrument enthält auch einen Computer, der die Ergebnisse berechnet und eine Graphik darüber ausdruckt. Die Untersuchung bereitet keine Schmerzen, dauert kaum zehn Minuten und die Strahlenbelastung beträgt weniger als ein Hundertstel (1/100) der Strahlenmenge, die bei einer üblichen Röntgenuntersuchung anfällt.

Das Densitometer ist so empfindlich, daß es einen Knochenverlust zwischen 1 bis 3% feststellt (mindestens 30% Knochenverlust müssen eingetreten sein, um bei einer Röntgenuntersuchung erkennbar zu werden). Ganz besonders genau ist das Instrument in der Mitte des Arms, in einem Bereich, wo Wechselbeziehungen zum Skelettgesamtgewicht, zur Gesamtmenge an Kalzium im Körper und zur gesamten Knochenmasse des Femurs (Oberschenkelknochen) bestehen.

Ebenso wie die anderen Techniken hat die einfache Photonenabsorptionsmessung den Nachteil, daß sie mit der tatsächlichen Knochenmenge im Rückgrat nur bedingt in Beziehung steht.

Das liegt daran, daß die Mitte des Radius hauptsächlich aus Knochenrinde besteht. (Messungen am unteren Ende des Radius – wo 26% des Knochens aus Knochenbälkchen bestehen – zeigen die Verhältnisse am Rückgrat genauer, dafür sind die Ergebnisse des Densitometers in dieser Lage aber weniger reproduzierbar.)

Die einfache Photonenabsorptionsmessung ist ein unkompliziertes, sehr genaues, fehlerfreies und den Körper nicht angreifendes Verfahren zur Messung des Skelettzustandes. Weitere technische Fortschritte dürften das Instrument für die Früherkennung von im Rückgrat stattfindenden Veränderungen noch nützlicher machen.

Computer-Tomografie (CT)

Am genauesten erfolgt die frühzeitige Erkennung von Knochenverlust im Rückgrat durch einen speziell modifizierten CT-Abtaster, der imstande ist, die Menge der Knochenbälkchen in jedem einzelnen Wirbelknochen genau zu messen. Die Untersuchung kann innerhalb von rund dreißig Minuten abgeschlossen sein. Die Messung erfolgt gewöhnlich am mittleren Abschnitt der ersten und zweiten Lendenwirbel (unten am Rücken).

Das Verfahren hat auch Nachteile. Durch die CT-Abtastung werden Sie, einschließlich der inneren Organe, einer verhältnismäßig hohen Strahlenbelastung ausgesetzt. Außerdem ist diese Untersuchungsmethode teuer, und schließlich stehen Computer-Tomografie-Geräte für Reihenuntersuchungen größerer Bevölkerungsgruppen, die noch keine Symptome aufweisen, im allgemeinen nicht zur Verfügung.

Doppelte Photonenabsorptionsmessung

Dabei handelt es sich um eine verhältnismäßig neue und zukunftsträchtige Methode zur Messung von Knochenbälkchen im Rückgrat. Im Prinzip gleicht das Verfahren dem der einfachen Photonenabsorptionsmessung. Zur genauen Messung der Knochendichte von in tiefer gelegenen Geweben befindlichen Knochen benutzt das Densitometer ein Isotop mit zwei verschiedenen Energien.

Obwohl im Bereich der klinischen Forschung bereits anerkannt, findet diese Technik in die medizinische Praxis erst jetzt Eingang, und nur verhältnismäßig wenige medizinische Zentren können Frauen diesen Service anbieten. Ebenso wie bei der

---

Die Osteoporose-Reihenuntersuchungen des Zentrums für die Untersuchung des Klimakteriums

Am Zentrum für die Untersuchung des Klimakteriums an der Universität Florida führte man das einfache Photonenabsorptionsmeßverfahren bei Reihenuntersuchungen von Personen ohne Symptome und zur Überwachung von in Behandlung befindlichen Patientinnen mit Erfolg durch. Von 250 »gefährdeten« Frauen (im Alter von 20 bis 80), die bis jetzt untersucht wurden, stellte man bei 53% eine unter dem Durchschnittswert liegende Menge von Knochensubstanz und bei 21% eine bereits vorhandene Osteoporose fest.

Die Untersuchung der Mineralstoffe in den Knochen ist mit dem Blut- und Urintest, mit der Aufnahme der Krankengeschichte sowie mit der Feststellung der bisherigen Ernährungsgewohnheiten verbunden. Unter Berücksichtigung der Untersuchungsergebnisse werden die Messungen alle 3, 6 oder 12 Monate wiederholt; das ermöglicht eine ziemlich aussagefähige Berechnung der verlorengegangenen Knochenmenge. Wenn die so berechnete Menge die Norm überschreitet, wird eine spezifische Therapie vorgeschlagen bzw. die bisherige Behandlung überprüft und nötigenfalls intensiviert.

Auch das Densitometer findet zur genauen Unterscheidung zwischen dem Knochenverlust in der Knochenrinde (mittlerer Teil des Radius) und in den Knochenbälkchen (unterer Teil des Radius) Verwendung. Personen, bei denen die Werte am unteren Teil des Radius reduziert sind, untersucht man dann mit dem doppelten Photonenmeßverfahren, das eine weitaus genauere Messung der Knochenbälkchen erlaubt, auf den Verlust von Knochensubstanz der Wirbelsäule.

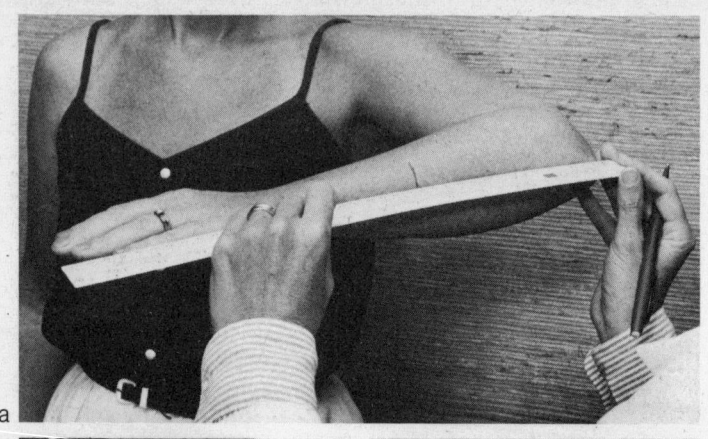

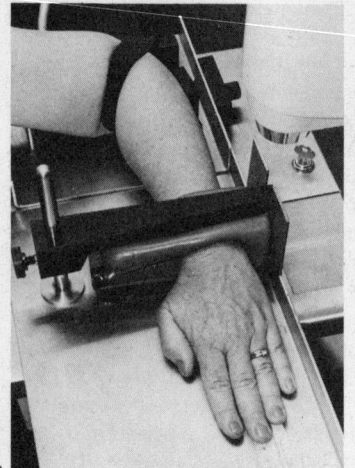

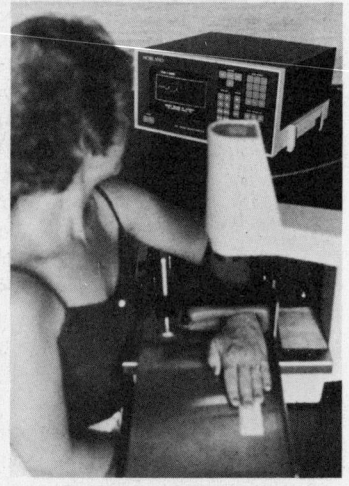

Die einfache Photonenabsorptionsmeßmethode zur Feststellung des Knochenverlustes: a) Der Unterarm der Patientin wird abgemessen und markiert, was eine vollkommene Abstimmung auf den Abtaster des Densitometers ermöglicht. b) Nachdem die Markierung auf die passende Lage zum Densitometer abgestimmt ist, wird der Arm der Patientin fixiert, um Armbewegungen, die die Genauigkeit der Messung beeinflussen könnten, so gering wie möglich zu halten. c) Der obere Teil des Densitometers (im Vordergrund) bewegt sich in Richtung auf die Patientin zu und wieder zurück, wobei der Knochen abgetastet und der Gehalt an Mineralstoffen im

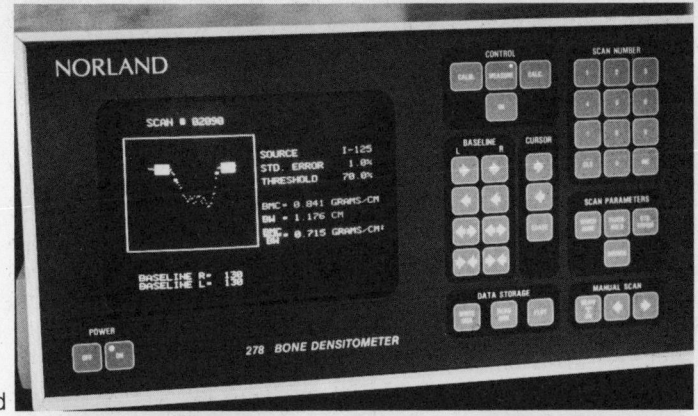

d

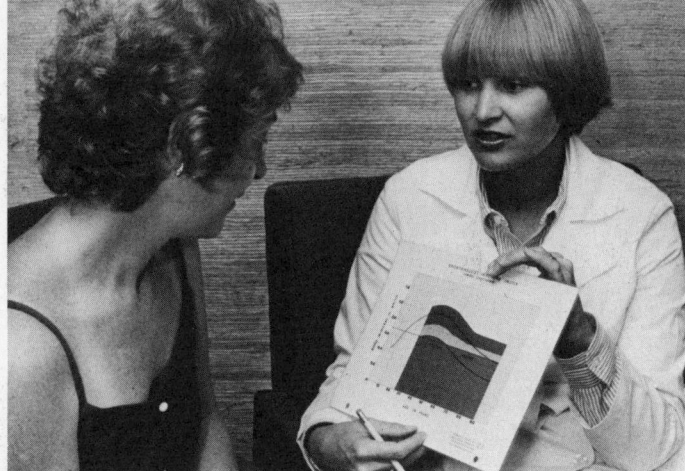

e

Knochen berechnet wird; das Ergebnis erscheint sodann auf dem Bildschirm des Computer-Moduls (Hintergrund). d) Der Bildschirm des Computer-Moduls, der die Ergebnisse der Bestimmung des Mineralstoffgehalts im Knochen zeigt, aus der Nähe. e) Der Gehalt an Knochenmineralstoffen der Patientin ist auf einem genormten Kurvenblatt (entwickelt von E. Smith und J. R. Cameron im Laboratorium für Knochen- mineralstoffe an der Universität Wisconsin) grafisch dargestellt, so daß die Patientin ihre Knochenmasse mit der Knochenmasse anderer gleichaltriger Frauen vergleichen kann.

einfachen Photonenabsorptionsmessung ist die Strahlenbelastung minimal. Für dieses Untersuchungsverfahren benötigt man 35 bis 60 Minuten.

Zusammenfassung

Es steht eine ganze Anzahl von Methoden zur Untersuchung von Frauen auf Osteoporose zur Verfügung. Bei einer Röntgenuntersuchung der Hand wird der Zustand der Knochenrinde nur geschätzt; eine derartige Untersuchung ist also von allen Untersuchungsmethoden die ungenaueste. Allerdings steht diese Methode noch am ehesten zur Verfügung.

Die einfache Photonenabsorptionsmessung bietet weitaus genauere Meßdaten der Knochenrinde; darüber hinaus ist sie auch für Untersuchungen in großem Maßstab und zur Überwachung der Behandlung sehr praktisch und zuverlässig. Ihre Grenzen liegen hauptsächlich darin, daß dieses Verfahren bei der Messung der Knochenbälkchen keine sonderlich genauen Werte liefert (anders ist das hinsichtlich der Messung der Knochenrinde) und daß es noch nicht weit verbreitet ist. Man ist dabei, diese Technik zu modifizieren, um genauere Messungen hinsichtlich der Mineralstoffe im Knochen am unteren Ende des Radius (was mit den im Rückgrat anzutreffenden Werten in Beziehung steht) zu ermöglichen. Das wird dazu führen, daß man dieses Instrument wohl in Zukunft für Reihenuntersuchungen verstärkt einsetzt.

Die doppelte Photonenabsorptionsmessung ist ein sehr verheißungsvolles Verfahren, um diejenigen Frauen zu identifizieren, bei denen ein Risiko besteht, daß sie im Rückgrat Knochensubstanz verlieren. Größtenteils wird diese Technik vorerst in der Forschung und in ganz wenigen klinischen Zentren benutzt. Voraussichtlich vergehen also noch einige Jahre, ehe dieses Verfahren der Öffentlichkeit als klinische Dienstleistung zur Verfügung steht.

Die Computer-Tomografie dürfte den Knochenverlust im Rückgrat am genauesten feststellen; die enormen Kosten dieser

Geräte und die verhältnismäßig hohe Strahlenbelastung der Patientinnen werden jedoch den Gebrauch für Reihenuntersuchungen von Frauen hinsichtlich Osteoporose in größerem Umfang verhindern.

Wenn Sie erfahren wollen, welche dieser Geräte an Ihrem Wohnort oder in erreichbarer Nähe zur Verfügung stehen, erkundigen Sie sich bei Ihrem Orthopäden. Denken Sie daran, daß (wie es ja auch bei der Erkennung vieler anderer Leiden der Fall ist) Ihnen eine einzige Untersuchung nur selten eine definitive Antwort geben kann. Zur Feststellung des Sachverhalts, ob oder wie rasch Sie Knochensubstanz verlieren, sind ohnehin mindestens zwei Messungen der Knochenmasse erforderlich. Wie oft eine Untersuchung nötig ist, hängt von der Anzahl der bei Ihnen vorhandenen »Risiko«-Faktoren, von der Empfindlichkeit der technischen Geräte und von der Verfügbarkeit der technischen Einrichtungen ab.

6

Wie man der Osteoporose vorbeugen kann

»Ein Gramm Vorbeugung ist ein Kilo Heilung wert.« Es scheint, als seien diese Worte geradezu für die Osteoporose geschrieben. Ausgerüstet mit dem Wissen über Ernährung, körperliche Übungen, Untersuchungsverfahren zur Feststellung der Knochenmasse und Hormontherapie, sollte eigentlich jede Frau in der Lage sein, sich selbst vor der Osteoporose zu schützen. Eine entsprechende Umstellung der Ernährung und gezielte körperliche Übungen mögen eine Änderung Ihrer bisherigen Lebensgewohnheiten erforderlich machen, aber alle diese Maßnahmen sind gesund und dem Allgemeinbefinden förderlich.

Nehmen Sie genügend Kalzium zu sich

Es gibt Leute, die meinen, Milch sei nur etwas für Säuglinge und Kinder. Völlig falsch! Wir alle brauchen Milch, oder zumindest das Kalzium, das sie enthält, unser ganzes Leben lang. Die zu empfehlende tägliche Ration (ETR) an Kalzium beträgt für Erwachsene 800 Milligramm. Obwohl dieser ETR-Wert weit über der erforderlichen Mindestmenge liegt, hängt die Menge, die Sie benötigen, von Ihrem Gesundheitszustand, von Ihrer Ernährungsweise, vom Stand des Klimakteriums und von Ihrem Alter ab.

Man weiß heute, daß eine Frau über 35 Jahre weitaus mehr Kalzium benötigt als eine junge Person kurz nach dem Stillstand des Wachstums. Allein zur Erhaltung des Kalziumgleichgewichts benötigen Sie während des Klimakteriums mindestens 1200 bis 1400 Milligramm Kalzium täglich.

Wissen Sie, ob Sie genügend Kalzium erhalten? Schreiben Sie, um das festzustellen, in einer Liste alle Lebensmittel auf, die Sie innerhalb einer Woche zu sich nehmen. Um sich die Sache zu erleichtern, halten Sie in der Liste nur die Nahrungsmittel fest, die reich an Kalzium sind. (Benutzen Sie dazu das Kalzium-Tagebuch am Schluß dieses Buches.) Berechnen Sie am Ende der Woche anhand der Kalziumtabelle die gesamte Kalziummenge, die Sie zu sich genommen haben, dividieren Sie das Gesamtergebnis durch sieben, so erhalten Sie den Durchschnittswert Ihres täglichen Kalziumkonsums. Ist diese Tagesmenge geringer, als die nachstehenden Werte angeben, so müssen Sie Ihre Ernährungsweise ändern. (Die Kalziumtabelle finden Sie am Ende dieses Kapitels, ab Seite 113.)

Alter	*Erforderliche Menge*
Vor dem Klimakterium	800 bis 1000 Milligramm
Während oder nach dem Klimakterium	1200 bis 1400 Milligramm

Erhalten Sie das Kalziumgleichgewicht

Das Kalziumgleichgewicht ist das Ergebnis jener ineinandergreifenden Prozesse, in denen Kalzium in den Körper eintritt und ihn wieder verläßt. Wenn Sie mehr Kalzium einnehmen und absorbieren, als Sie verlieren (z. B. durch den Schweiß, durch den Urin oder durch den Stuhlgang), ist Ihre Kalziumbilanz positiv. Verlieren Sie dagegen mehr Kalzium, als Sie einnehmen, ist ihre Kalziumbilanz negativ.

Bleibt ein negatives Kalziumgleichgewicht sehr lange bestehen, kann das zur Folge haben, daß Sie erhebliche Knochenmengen verlieren – Ihr Körper laugt Kalzium aus dem Knochengerüst aus. Man hat geschätzt, daß nach einem 25 Jahre währenden Kalziumdefizit (= negative Kalziumbilanz) ein Drittel des Skeletts verbraucht sein kann. Eine positive Kalziumbilanz ist für gesunde Knochen und zur Verhütung eines übermäßigen Knochenverlustes wesentlich.

Normalerweise absorbiert der Körper nur 10 bis 30% des Kalziums, das ihm durch die Nahrung zugeführt wird. Wieviel Ihr Körper absorbiert, aber auch wieviel er ausscheidet, ist von einer Vielzahl von Faktoren der Ernährung wie auch von zahlreichen anderen Gegebenheiten abhängig. Wenn Sie diese Faktoren kennen und wissen, auf welche Weise Ihr Körper Kalzium verarbeitet, können Sie selbst sehr wirkungsvoll dafür sorgen, daß Sie im Zustand einer positiven Kalziumbilanz verbleiben.

Gute Kalziumquellen

Milch ist die ideale Quelle für Kalzium. Nicht nur, daß schon eine Tasse Milch die gewaltige Menge von 291 Milligramm Kalzium enthält; Milch ist auch mit dem für die Absorption des Kalziums wichtigen Vitamin D angereichert, darüber hinaus enthält sie Laktose, eine Zuckerart, die ebenfalls die Kalziumabsorption unterstützt. Hartkäse, wie zum Beispiel Holländischer oder Schweizer Käse, enthält je Portion mehr Kalzium als Weichkäse, wie etwa Quark. Andere Nahrungsmittel mit hohem Kalziumgehalt sind: Fisch, Nüsse und zahlreiche grüne Blattgemüsearten.

Milchprodukte sind zwar in unserem Kulturkreis die Hauptquellen für Kalzium, aber das ist nicht überall so. Die Chinesen zum Beispiel sind auf Produkte der Sojabohne und auf grüne Blattgemüse angewiesen. Sollten Sie bezweifeln, daß Grünpflanzen eine Kalziumquelle sind, überlegen Sie nur, woher wohl die Milchkuh das Kalzium bezieht, das sie uns gibt!

Kalzium im Trinkwasser: Wenn Sie in einer Gegend mit »weichem« Wasser leben, können Sie 10 bis 30 Milligramm Kalzium je Liter aus der Wasserleitung beziehen. Steht Ihnen »hartes« Wasser zur Verfügung, können Sie bis zu 100 Milligramm Kalzium je Liter bekommen.

»Aber ich vertrage keine Milch«

Möglicherweise gehören Sie zu jenen Personen, die Milch nicht trinken können, ohne Diarrhö, Krämpfe und Blähungen zu bekommen. Dieses Problem, der sogenannte Laktasemangel oder auch Laktose-Intoleranz, beruht auf dem Mangel an Laktase, einem Darmenzym, das den in Milch und in anderen Milcherzeugnissen vorhandenen Milchzucker (Laktose) in leichtverdauliche Fraktionen aufspaltet.

Bei Frauen mit Osteoporose ist der Laktasemangel neunmal weiter verbreitet als bei Frauen ohne Osteoporose; was darauf schließen läßt, daß der Laktasemangel ein signifikanter Risikofaktor für Osteoporose sein kann.

Milch, Speiseeis, Pudding und andere Milchprodukte enthalten große Mengen von Laktose. In Käse ist etwas weniger vorhanden, wenngleich die Menge von Sorte zu Sorte erheblich schwankt. Gouda und Edamer enthalten weniger Laktose als die meisten anderen Käsesorten und sind ganz allgemein besser verträglich. Joghurt enthält weniger Laktose als Milch (aber etwas mehr als manche anderen Käsesorten) und kann in kleinen Mengen verträglich sein.

Wenn Sie an Laktasemangel leiden, haben Sie drei Möglichkeiten. *Erstens:* Sie meiden sämtliche Nahrungsmittel, die Laktose enthalten, und nutzen als Kalziumquelle nur noch andere Nahrungsmittel. *Zweitens:* Sie verzichten auf sämtliche Milchprodukte und nehmen Kalziumpräparate zu sich. Zur Deckung des Kalziumbedarfs ist das der einfachste Weg. Die *dritte* Möglichkeit besteht darin, eines der vom Handel angebotenen Produkte, welche die fehlenden Enzyme enthalten, auszuprobieren. Gewöhnlich sind das Pulver oder Flüssigkeiten, die man in etwa einem Liter Milch auflöst. Davon sind verschiedene Sorten erhältlich. Erkundigen Sie sich in Reformhäusern, Drogerien oder in Apotheken danach.

Ratschläge, wie Sie den Kalziumgehalt Ihrer Mahlzeiten erhöhen können

1. Kochen Sie Suppen oder Brühe selbst. Nicht nur, daß dies einfacher ist, als es zunächst scheinen mag, auch im Hinblick auf Geschmack, Nahrhaftigkeit und die Kosten ist dies der Mühe wert. Wenn Sie eine Fleischbrühe aus Knochen zubereiten, fügen Sie einen Schuß Essig hinzu. Der Essig löst das Kalzium aus den Suppenknochen; dadurch erhalten Sie aus nur rund einem halben Liter Ihrer selbstgemachten Brühe so viel Kalzium, wie in einem Liter Milch enthalten ist. Außerdem macht Essig das Fleisch weicher und verkürzt die Kochzeit. Beim Kochen der Brühe verbindet sich das Kalzium mit dem Essig, und der Essiggeschmack verschwindet. Sollte es immer noch nach Essig riechen, nehmen Sie den Deckel vom Topf, damit der Essiggeruch auskochen kann, bevor Sie das Gemüse dazugeben.

2. Dasselbe Prinzip gilt für das Kochen von Fleisch, das Knochen enthält. Legen Sie das Fleisch noch vor dem Kochen in Essig ein: Die Kochzeit verkürzt sich, und der Essiggeschmack schwindet. Den Saft, der nach dem Kochen übrigbleibt, sollte man als Soße verwenden, denn er enthält viel aufgelöstes Kalzium.

3. Nehmen Sie für das Gemüse anstatt Butter klein geschnittenen oder fein geschabten Käse. Besonders geeignet ist Parmesankäse, denn er enthält Kalzium, und außerdem schmeckt er gut.

4. Um Geschmack und Nährwert zu erhöhen, kann man viele Suppen, Brühen oder auch Salate mit in Würfel geschnittenem Käse (oder »Tofu«, d. i. Sojakäse) garnieren.

5. Wenn Sie einen Salat anrichten, verwenden Sie die dunkelgrünen Salatblätter, denn sie enthalten nicht nur viel mehr Kalzium als die blassen Blätter, sondern auch mehr Vitamin A, C, E und B, Folsäure und zahlreiche weitere Mineralstoffe.

6. Benutzen Sie zum Einlegen von Früchten oder Gemüse Kalziumchlorid anstatt Natriumchlorid (Kochsalz). Kalziumchlorid ist viel wirkungsvoller und nahrhafter.

7. Geben Sie, wo immer möglich, allen Speisen Magermilchpulver bei. Es macht Milch, Kaffee und Tee »dicker« und kremiger, außerdem verbessert es den Duft und den Geschmack sämiger Suppen und von Geschmortem. Jeder Teelöffel Magermilchpulver gibt Ihnen 50 Milligramm Kalzium, und das alles ohne Fett.
8. Reichern Sie beim Backen von Brot, Kuchen, Plätzchen oder Teegebäck den Teig mit etwa einer viertel Tasse Magermilch an, um den Kalziumgehalt zu erhöhen – auf diese Weise nehmen Sie mehr Kalzium zu sich, und das sogar, ohne es zu merken!

Kalzium ohne Kalorien

Viele Frauen nehmen u. a. deswegen zu wenig Kalzium zu sich, weil sie alle Milchprodukte meiden, die sie für zu »kalorienreich« halten. Hier ist die Verwendung von Kalziumpräparaten zur Deckung des täglichen Bedarfs von 1200 bis 1400 Milligramm eine ausgezeichnete Alternative.

Es sind viele gute Kalziumpräparate im Handel, die man ohne ärztliche Verschreibung erhält. Lesen Sie die Angaben auf der Packung, damit Sie wissen, wieviel Kalzium jede Tablette enthält und wie viele Tabletten Sie zur Deckung Ihres Bedarfs zu sich nehmen müssen.

Am besten wird Kalzium in kleinen Mengen absorbiert. Seien Sie also bei Einnahme von Kalziumpräparaten bemüht, diese auf den ganzen Tag zu verteilen. Am besten nimmt man sie zwischen den Mahlzeiten mit einem kleinen Glas Milch oder etwas Joghurt ein; das Vitamin D und die Laktose, die in der Milch oder im Joghurt enthalten sind, ermöglichen es, mehr Kalzium zu absorbieren. Heben Sie sich ein Drittel Ihrer Tagesdosis für die Zeit kurz vor dem Zubettgehen auf, denn während des Schlafs verliert der Körper größere Mengen von Kalzium als im Wachzustand. Das liegt daran, daß Sie sich im Schlaf nicht bewegen und keine Nahrung zu sich nehmen – zwei Zustände, die dem Körper signalisieren, Kalzium aus den Knochen herauszuziehen.

Welches Kalziumpräparat ist das beste?

Man empfiehlt Kalziumpräparate als einfachen Weg, eine angemessene Kalziummenge in Ihrer Ernährung bereitzustellen. Die Vielfalt dieser in Form von Tabletten, Pulver oder auch flüssig angebotenen Erzeugnisse ist erdrückend. Einige davon sind (zwecks Unterstützung der Absorption) mit Vitamin D, andere mit Magnesium und anderen Mineralstoffen kombiniert, und wieder andere werden als »Multivitamine« angeboten.

Zu dieser verwirrenden Vielfalt kommt noch, daß verschiedene Kalziummengen mit unterschiedlichen Formulierungen angegeben werden. Beispielsweise enthalten 1000 Milligramm Kalziumkarbonat 400 Milligramm Kalzium, wohingegen 1000 Milligramm Kalziumlaktat es lediglich auf 130 Milligramm Kalzium bringen.

Soweit bekannt, ist es gleichgültig, welche Zusammensetzung Sie einnehmen, wenn Sie überhaupt nur eine angemessene Kalziummenge zu sich nehmen. Sollten Ihnen die Angaben auf der Packung oder auf der Packungsbeilage über die Zusammensetzung nicht informativ genug sein, erkundigen Sie sich bei Ihrem Arzt oder bei einem Apotheker.

Einiges sollten Sie über Kalziumpräparate allerdings wissen:

Kalziumkarbonat ist in der Regel das preiswerteste dieser Mittel, und außerdem ist der Kalziumanteil je Tablette am größten.

Kalziumlaktat sollten Sie in keinem Fall verwenden, wenn bei Ihnen eine Laktose-Intoleranz besteht.

Kalziumchlorid ist gut geeignet zum Einlegen, Einsalzen oder Pökeln von Fleisch; als Kalziumpräparat ist es ungeeignet, da es nur zu leicht den Magen reizt.

Kalziumglukonat schmeckt manchen zu süß; außerdem ist die Kalziummenge derart gering (10 Milligramm je 1000 Milligramm), daß es für eine ausreichende Versorgung den ganzen Tag hindurch ständig eingenommen werden müßte.

Kalziumlävulinat hat ebenfalls einen geringen Prozentsatz an Kalzium (130 Milligramm je 1000 Milligramm), außerdem schmeckt es bitter und salzig.

Andere Erzeugnisse enthalten *Kalziumaskorbonat*, *Kalzium-orotat* und *Kalziumchelate*.

Knochenmehl und *Dolomit* haben einen hohen Kalziumge-halt, aber es ist umstritten, ob sie als Kalziumergänzungsmittel geeignet sind, denn beide können auch giftige Metalle (wie z.B. Blei oder Kadmium) enthalten. Ihre Bedeutung als Kalziumliefe-rant ist noch ungeklärt. Ein Teelöffel Knochenmehl enthält 120 Milligramm Kalzium, und ein Teelöffel Dolomit enthält 1180 Milligramm Kalzium.

Die Bedeutung von Vitamin D

Vitamin D, das »Sonnenvitamin«, ist für die Bildung neuer Knochensubstanz nach erfolgtem Knochenabbau entscheidend (ohne Vitamin D können Kalziumabsorption und Knochen-mineralisierung nicht stattfinden). Die empfohlene Tagesdosis beträgt für Erwachsene 400 Internationale Einheiten; Lieferan-ten sind die Nahrung oder die Sonne.

Wenn auch die Sonne eine vorzügliche Quelle für die Vitamin-D-Beschaffung darstellt, so ist es doch unmöglich, genau festzu-stellen, wieviel dieses Vitamins Sie aus der Sonne beziehen. Die Menge ist davon abhängig, wie lange Sie sich der Sonne ausset-zen, aber auch von der Intensität der Sonnenstrahlung und den Witterungsbedingungen. Man benötigt etwa 15 Minuten bis zu einer Stunde Sonnenbestrahlung täglich, um die erforderliche Menge des Bedarfs an Vitamin D zu decken. Sie allein können beurteilen, ob Sie sich unter diesen Voraussetzungen lange genug der Sonne aussetzen.

Der Gehalt an Vitamin D in der Nahrung ist recht begrenzt; fettreicher Fisch, Butter, Eier, Leber und Milch sind die besten Quellen.

Vitamin-D-Mangel ist zwar nicht ungewöhnlich, aber über-haupt nicht nötig, denn die meisten Multivitamin-Zubereitun-gen enthalten die 400 Einheiten, die Sie täglich brauchen. Durch Einnahme von genügend Vitamin D sichern Sie eine angemes-sene Kalziumabsorption und beugen der Osteomalazie vor, jener Knochenerkrankung, die zum Knochenverlust der Osteoporose beitragen kann. Aber tun Sie des Guten ja nicht zuviel: Zuviel Vitamin D kann nämlich das Gegenteil, einen Knochenverlust hervorrufen. Die Amerikanische Forschungsgesellschaft für Knochen und Mineralien (American Society for Bone and Mineral Research) rät, Mengen von mehr als 1000 Einheiten täglich tunlichst zu vermeiden.

Ist es möglich, daß man zuviel Kalzium zu sich nimmt?

Viele Leute fürchten, daß Sie Nierensteine bekommen, wenn sie zuviel Milch trinken. Manche haben deshalb sogar Angst, überhaupt Milch zu trinken. Ähnliches befürchten sie dann auch im Hinblick auf die Kalziumpräparate.

Wenn es auch stimmt, daß ein sehr hoher Kalziumkonsum das Nierensteinrisiko erhöhen kann, so ist die Gefährdung bei einer Einnahme von Mengen unter 2000 Milligramm pro Tag aber überaus gering. Hatten Sie allerdings schon einmal Nierensteine, müssen Sie Ihren Arzt um Rat fragen, ehe Sie größere Kalziummengen zu sich nehmen.

Kalzium und hoher Blutdruck

Es gibt zunehmend Anhaltspunkte dafür, daß hoher Blutdruck (Hypertonie) mit kalziumarmer Ernährung und mit niedrigen Werten von ionisiertem Kalzium im Blut in Zusammenhang stehen. Umgekehrt können Kalziumpräparate vor einer Erhöhung des Blutdrucks schützen. Die Forschung beschränkte sich zwar größtenteils auf Tierversuche, einige Untersuchungen, darunter auch solche aus allerjüngster Zeit, ergaben aber, daß dieser Zusammenhang auch für Menschen gilt.

Auf der ganzen Welt kommt hoher Blutdruck häufiger in Gebieten mit geringem als mit großem Kalziumverbrauch vor. Und nach einer Untersuchung aus den USA nehmen Personen mit hohem Blutdruck im Durchschnitt weniger Kalzium durch

Nahrungsmittel zu sich als Personen mit normalem Blutdruck.

Da man festgestellt hat, daß Kalziumpräparate sowohl bei Versuchstieren als auch bei Menschen den Blutdruck senken, helfen diese Präparate, die Sie zum Schutz gegen Knochenverlust einnehmen, gleichzeitig auch gegen hohen Blutdruck.

Hüten Sie sich vor den »Knochenräubern«!

Protein: Dieser normalerweise nützliche Teil Ihrer Ernährung kann das Kalziumgleichgewicht gelegentlich negativ beeinflussen. Früher empfahl man Frauen, die bereits an Osteoporose litten, mehr Eiweiß (= Protein) zu sich zu nehmen; denn man war der Meinung, Eiweiß steigere die Kalziumabsorption. Heute wissen wir, daß Eiweiß eher die Ausscheidung von Kalzium als die Absorption fördert, was zu einem umfassenden Kalziumverlust des Körpers führt.

Der durch Eiweiß verursachte Kalziumverlust erfolgt schnell, dramatisch und ist, im Sinne von Knochenverlust, klinisch signifikant. Eine an Frauen vorgenommene Untersuchung ergab, daß bei deren Eiweißverzehr von durchschnittlich 65 Gramm täglich ein um 50% gesteigerter Eiweißverzehr den Verlust von zusätzlich 26 Milligramm Kalzium je Tag verursachte. Auf den Knochenverlust übertragen, bedeutet das einen Knochenmasseverlust von annähernd einem Prozent im Jahr, was ziemlich genau der nach der Menopause einsetzenden Menge an Knochenverlust entspricht.

Aus diesem Grunde wäre es klug, ein Übermaß an Eiweiß in den Nahrungsmitteln, die Sie zu sich nehmen, zu vermeiden, denn leicht verdoppeln oder verdreifachen Sie sonst die Menge des Kalziumverlustes (und damit auch des Knochenverlustes).

Salz und salzarme Ernährung: ein doppeltes Problem! Tafelsalz oder Speisesalz besteht aus Natriumchlorid-Kristallen. Natrium ist ein wichtiger Nährstoff; es ist erforderlich für die Aufrechterhaltung des Blutvolumens, zur Regelung des Flüssigkeitsgleichgewichts, für den Transport von Molekülen durch die

Zellwände und für die Übertragung von Impulsen entlang der Nervenfasern. Die meisten Menschen verzehren zehn- bis zwanzigmal mehr Natrium, als sie eigentlich benötigen oder mit Sicherheit vertragen (dies sind annähernd 1100 bis 3300 Milligramm pro Tag).

Zweifellos wissen auch Sie, daß zuviel Salz nicht gesund ist. Es kann zum Anstieg des Blutdrucks führen und damit Ihr Risiko erhöhen, an Hypertonie zu erkranken oder ein Herz-, Gefäß- oder Nierenleiden zu bekommen. Nur wenigen Leuten ist auch eine weitere, auf übermäßigem Genuß von Salz beruhende Gefahr für die Gesundheit bewußt, die darin liegt, daß große Kalziummengen durch den Harn verlorengehen können. Dabei gibt es hier eine sehr einfache Formel: Je mehr Natrium Ihre Nahrung enthält, desto mehr Natrium scheiden Sie aus – und je mehr Natrium Sie ausscheiden, desto mehr Kalzium scheiden Sie auch aus.

Dieser Anstieg der Kalziumausscheidung findet statt, ohne daß sich die Menge des durch den Darm absorbierten Kalziums verändert. Wahrscheinlich passiert folgendes: Da Kalzium durch den Harn ausgeschieden wird, sinkt der Kalziumgehalt im Blut; dies verursacht eine Freisetzung des Nebenschilddrüsenhormons, das dann seinerseits zwecks Wiederherstellung des Kalziumspiegels Knochen abbaut.

Wie groß die Salzmenge sein darf, bis sie für das Kalziumgleichgewicht kritisch wird, läßt sich leider nur schwer sagen. Die einzige Untersuchung, die einiges Licht auf diese Frage wirft, zeigt dies: Bei Begrenzung der Natriumaufnahme auf 200 Milligramm pro Tag ändert sich die Menge des ausgeschiedenen Kalziums nicht; bei einer Aufnahme von 2000 Milligramm pro Tag ergab sich jedoch ein signifikanter Anstieg des Kalziumgehalts im Urin.

Wenn Sie die Tabelle auf Seite 113 ff. durchgehen, stellen Sie fest, daß 2000 Milligramm Natrium tatsächlich nicht sehr viel ist. Ein Teelöffel Tafel- oder Speisesalz enthält etwa 2000 Milligramm Natrium.

Nahrungsmittel in Dosen, tiefgekühlte Lebensmittel oder anderweitig vorbearbeitete Speisen, aber auch viele Milchprodukte stecken voll von verborgenem Natrium. Und darin liegt das doppelt leidige Problem: Zahlreiche Nahrungsmittel, die viel Kalzium enthalten, insbesondere Milchprodukte, sind auch reich an Natrium. Halten Sie eine natriumarme Diät, sind alle Aussichten vorhanden, daß auch Ihre Kalziumzufuhr eingeschränkt ist. Wie können Sie Natrium in Ihrer Ernährung reduzieren und gleichzeitig genügend Kalzium zu sich nehmen? Erst einmal werfen Sie den Salzstreuer weg. Zweitens, meiden Sie Speisen, die einen hohen Natrium- und einen niedrigen Kalziumgehalt haben, nämlich die industriell hergestellten Lebensmittel. Und schließlich, bereiten Sie sich Ihr Essen selbst; denn das selbst Zubereitete enthält im allgemeinen weniger als ein Drittel soviel Natrium wie gleichartige Fertigspeisen.

Kaffee: Auch hier befinden wir uns wieder in der Lage, daß wir nicht wissen, wieviel »zuviel« ist. Bekannt ist, daß starke Kaffeetrinker mehr Kalzium aus dem Körper verlieren als Leute, die gar keinen Kaffee trinken. Auf einer medizinischen Tagung erklärte dazu Dr. Robert Heany von der Creighton-Universität in Omaha, Nebraska, kürzlich: »Das Ausmaß dieser Wirkung ist verhältnismäßig gering, aber nicht belanglos, und für Personen, die jeden Tag große Mengen Kaffee trinken, könnte das durchaus ein signifikanter Faktor sein.«

Eine Untersuchung fand einen Zusammenhang: Bei einer Gruppe von Frauen nach dem Klimakterium mit verringerter Knochenmasse stellte sich heraus, daß 31% von ihnen täglich vier oder mehr Tassen Kaffee tranken; in einer Gruppe von Frauen mit normalen Knochen tranken 19% dieselbe Menge Kaffee.

Oxalate und Phytate: *Oxalate* sind Verbindungen, die man in großen Mengen in Grüngemüse, so etwa in Spargel, roten Rüben, Spinat, Sauerampfer, Löwenzahnblättern und Rhabarber findet. Im Darm verbinden sie sich mit Kalzium und bilden große, unlösliche Komplexe, die nicht absorbiert werden können.

Phytate sind Phosphor enthaltende Verbindungen, die man

hauptsächlich in den äußeren Hülsen der Getreidekörner, insbesondere im Haferschrot und in Kleie findet. Auch sie beeinträchtigen, durch Verbindung mit Kalzium im Darm, die Kalziumabsorption.

Zur Aufrechterhaltung des Kalziumgleichgewichts ist es nicht notwendig, die obengenannten Nahrungsmittel aus Ihrem Speisezettel zu streichen. Was Sie jedoch wissen sollten, ist, daß Sie auf diese Nahrungsmittel nicht als Kalziumquellen bauen können; auch sollten Sie Ihre kalziumreichen Mahlzeiten (oder die Kalziumpräparate) nicht gleichzeitig mit Speisen einnehmen, die Oxalate oder Phytate enthalten.

Fasern: Fasern sind ein wichtiger Bestandteil Ihrer Ernährung. Sie steigern die Darmfunktion, begünstigen den Stuhlgang, senken den Cholesteringehalt im Blut, verbessern die Glukosetoleranz und verringern das Risiko, an Darmkrebs zu erkranken. Gute Faserquellen sind Kleie, Vollkornbrot, ungeschälter Reis sowie frisches Obst und Gemüse.

Problematisch können Fasern deshalb sein, weil sie gelegentlich die Absorbierung des Kalziums verhindern. Das geschieht dadurch, daß sie 1. sich mit dem Kalzium im Darm verbinden können, und 2. die Geschwindigkeit, mit der die Speisen durch den Darmkanal hindurchgehen, erhöhen. Vom Getreide stammende Fasern enthalten Phytate, die die Absorption von Kalzium noch weiter einschränken.

Fasern sind wichtig, Sie werden sie daher nicht aus Ihrem Speisezettel streichen. Denken Sie nur daran, daß sie die Kalziumabsorption beeinträchtigen können; seien Sie also bemüht, faserreiche Nahrungsmittel nicht gleichzeitig mit solchen zu sich zu nehmen, die Ihnen Kalzium liefern. Wenn Sie Kalziumpräparate verwenden, nehmen Sie diese entweder eine Stunde vor der Mahlzeit, ungefähr zwei Stunden danach oder kurz bevor Sie zu Bett gehen. Und wenn Sie dazu die Möglichkeit haben, versuchen Sie, von Obst und Gemüse stammende Fasern denen vorzuziehen, die von Getreide stammen, da letztere die Kalziumabsorption stärker beeinträchtigen.

Diät und Fasten: Diät und Fasten aus einer modischen Laune heraus mag zwar ein guter Weg zur Gewichtsabnahme sein (wenn sie in der Regel auch nicht lange anhält); es ist aber auch ein sicherer Weg, Kalzium aus den Knochen zu verlieren.

Bei den meisten Schlankheitskuren verzichtet man in äußerstem Maße auf Kalzium, und wenn Sie gar fasten, nehmen Sie überhaupt kein Kalzium zu sich. Zur Aufrechterhaltung der Muskel- und Gehirnfunktionen und um das Blutgerinnungssystem im Gleichgewicht zu halten, braucht der Körper aber eine bestimmte Menge Kalzium im Blut, also nimmt er es von den Knochen. Mit Hilfe von Kalziumpräparaten begegnen Sie diesen Bedürfnissen des Körpers und können bei Ihrer Diät bleiben.

Streß: Streß vermindert die Kalziumabsorption und erhöht die Kalziumausscheidung durch den Harn. Streß regt auch die Produktion von Nebennierenhormonen an (die ihrerseits wieder den Knochenabbau anregen). Wenn Sie also verstärkt unter emotionalem oder physischem Streß stehen, ist ihr Kalziumbedarf erhöht.

Eine Warnung in bezug auf Vitamin A: Ein Übermaß an Vitamin A kann den Knochenverlust anregen. Vermeiden Sie also Riesenmengen – Sie brauchen pro Tag lediglich 4000 Internationale Einheiten. Laut der Amerikanischen Forschungsgesellschaft für Knochen und Mineralien kann die tägliche Einnahme von mehr als 5000 Einheiten einen Knochenverlust bewirken. Prüfen Sie die Angaben auf den Vitaminpackungen und schränken Sie den Verzehr von Speisen ein, die reich an Vitamin A sind: Rinderleber, Möhren, Aprikosen, Kürbis, Brokkoli und Pfirsiche.

Essen Sie eher vegetarisch!

Unter dem Aspekt des Kalziumgleichgewichts und der Gesundheit der Knochen sind Rind- und Hammelfleisch ungünstig. Durch ihren Säure- und Eiweißgehalt fördern diese Fleischarten die Ausscheidung von Kalzium durch den Harn; dieses Fleisch ist auch reich an Phosphor, das den Knochenverlust unterstützen kann. Eine fleischreiche Kost ist nahezu immer auch fettreich, und dies wiederum ist im Hinblick auf Herz und Gefäße problematisch.

So gesehen ist eine Umstellung zugunsten vegetarischer Kost gewiß eine gute Idee. Essen Sie Rind- oder Hammelfleisch statt täglich höchstens zwei- bis dreimal in der Woche. Wollen Sie Ihren Eiweißverzehr aufrechterhalten, ersetzen Sie das in jenen Fleischspeisen enthaltene Eiweiß durch pflanzliches Eiweiß oder durch das in »weißem Fleisch« (Fisch oder Geflügel) enthaltene Eiweiß. Dadurch verringern Sie nicht nur den Phosphor- und Säuregehalt Ihrer Ernährung, sondern Sie nehmen auch weniger Fett und mehr Fasern zu sich.

Beachten Sie das Kalzium-Phosphor-Verhältnis in Ihrer Nahrung

Solange noch nicht genau bekannt ist, welche Rolle das Verhältnis von Kalzium zu Phosphor beim Knochenverlust spielt, dürfte es ratsam sein, zumindest ebensoviel Kalzium wie Phosphor zu sich zu nehmen. Da Phosphor besser absorbiert wird als Kalzium, sollten Sie auf ein Kalzium-Phosphor-Verhältnis von zwei zu eins hinzielen.

Um dieses Ziel zu erreichen, vermeide man einen übermäßigen Verzehr von solchen Speisen, die große Mengen Phosphor und geringere Mengen Kalzium enthalten – rotes Fleisch, Colagetränke, Bierhefe (es sei denn, sie ist mit Kalzium versetzt) sowie industriell hergestellte Nahrungsmittel, denen Phosphor zugesetzt ist. Benutzen Sie zur Überlegung, welche Nahrungsmittel Sie leicht aus dem Speisezettel streichen können, die Tabelle, in der das Kalzium-Phosphor-Verhältnis der Nahrungsmittel angegeben ist.

Bestimmte Medikationen

In zahlreichen Fällen ist es unmöglich, auf solch sekundäre Knochenverlust-Stimulatoren wie etwa Mittel gegen Epilepsie zu verzichten; denn das Risiko, das im Entzug solcher Medikation liegt, wäre weitaus größer als die möglicherweise zu verzeichnenden Vorteile eines solchen Verzichts.

Auch bei Leiden, die einen Knochenverlust verursachen, also etwa ein Nierenleiden oder das Cushing-Syndrom, gibt es kaum eine andere Möglichkeit. Gemeinsam mit dem Arzt kann man aber den Bedarf an solchen Medikamenten, die mit Knochenverlust verbunden sind, zu korrigieren versuchen.

Wenn Sie Heparin einnehmen, sollte es auch möglich sein, auf ein Antikoagulans auszuweichen, das auf Cumarin basiert. Und falls Sie häufiger aluminiumhaltige Präparate gegen übermäßige Magensäure einnehmen, ist Ihnen dringend davon abzuraten. Statt dessen sollten Sie versuchen, Ihre gastrointestinalen Probleme durch eine Diät und eine gewisse Umstellung Ihrer Lebensweise zu lösen. Falls man Ihnen gegen Arthritis Steroide verordnet hat, ließe sich wahrscheinlich auch durch eines der neuartigen entzündungshemmenden Mittel, die keine Steroide enthalten, eine Schmerzlinderung erreichen. Für den Fall, daß Sie mehr als 3 Gramm Schilddrüsenhormone einnehmen, sollten Sie mit Ihrem Arzt überlegen, ob Sie diese Dosis nicht verringern können.

Ist die weitere Einnahme dieser Medikamente dennoch unumgänglich, so sprechen Sie mit Ihrem Arzt darüber, wie dem drohenden bzw. fortschreitenden Knochenverlust vorzubeugen ist. Vielleicht gibt es eine ebenso einfache Methode wie die Einnahme von Kalziumpräparaten.

Antacida: Einige der Antacida können Knochenverlust verursachen, andere können ihm vorbeugen. Viele der bekanntesten Antacida enthalten mit Aluminium ein Element, das Mitverursacher einer negativen Kalziumbilanz ist. Falls Sie unbedingt ein

Antacidum brauchen, überlegen Sie, ob Sie nicht auf ein anderes, aluminiumfreies Präparat umsteigen könnten. Manche Antacida enthalten Kalzium; man kann sie daher praktisch als Kalziumergänzungsmittel benutzen. Sollten Sie sich nicht darüber klar sein, welche Inhaltsstoffe gerade Ihr Antacidum enthält, lesen Sie die Angaben auf der Packung oder die Packungsbeilage. Natürlich können Sie sich auch gleich von Ihrem Arzt ein aluminiumfreies Präparat verschreiben lassen.

Rauchen

Es wurde bereits an früherer Stelle darauf hingewiesen, daß Rauchen mit einem beschleunigten Knochenverlust und erhöhtem Osteoporoserisiko in Zusammenhang stehen kann. Wenn Sie meinen, damit partout nicht Schluß machen zu können, versuchen Sie vielleicht, weniger zu rauchen und dafür mehr Kalzium zu sich zu nehmen. Die Erkenntnis, daß die negativen Wirkungen des Rauchens auf die Knochen offenbar auch direkt mit der Zahl der gerauchten Zigaretten in Zusammenhang zu stehen scheint, mag aus folgendem Grund beruhigen: Frauen, die lediglich eine halbe Packung Zigaretten pro Tag rauchten, hatten nach jüngsten Untersuchungen eine größere Knochenmasse als jene Frauen, die eine ganze Packung rauchten; die erste Gruppe hatte jedoch auch eine geringere Knochenmasse als Nichtraucherinnen. Wenn Sie also dazu imstande sind, geben Sie diese lebensgefährliche Gewohnheit auf! Zumindest aber rauchen Sie weniger.

Alkohol

Jeder definiert den Begriff »Mäßigkeit« anders, und gerade im Zusammenhang mit Alkohol kann man die Definitionsbandbreite gut erkennen. Im Hinblick auf Kalzium- und Knochenverlust weiß man heute noch nicht genau, wieviel Alkohol zuviel ist. Aber wir wissen, daß Alkoholabhängige in erhöhtem Maß von der Osteoporose bedroht sind. Da das Trinken von Alkoholika immer mit einer Verminderung der Kalziumabsorption im Darm verbunden ist, wird empfohlen, jeden Alkoholgenuß ein bis zwei Stunden nach einer kalziumreichen Mahlzeit oder nach der Einnahme Ihres Kalziumpräparates zu vermeiden.

Treiben Sie Gymnastik um der Gesundheit willen!

Welche Art von Gymnastik sollten Sie treiben?

Nahezu alle Mediziner sind sich darin einig, daß körperliche Übungen zur Erhaltung gesunder Knochen wichtig sind; und in der Tat dürften solche Übungen der einzige Weg zu einem signifikanten Anwachsen der Knochenmasse sein. Körperliche Übungen, welche die Röhrenknochen durch kontrollierte und dosierte Bewegung, Zug oder Belastung beanspruchen, nützen den Knochen am meisten. Spazierengehen, Joggen, Radfahren, Wandern, Rudern und Seilspringen sind ganz ausgezeichnete Übungen. Wenn diese sportliche Betätigung gar noch mit Lust und Liebe durchgeführt wird, können diese Aktivitäten geradezu aerobische Übungen sein. Das bedeutet, daß auch das Herz, die Blutgefäße und Ihre Lungen aus Ihrem sportiven Engagement großen Nutzen ziehen werden.

Schwimmen ist zwar eine ausgezeichnete Übung, die dem Körper zugute kommt. Dennoch ist diese Sportart als Vorbeugung gegen Knochenverlust nicht sonderlich wirkungsvoll, denn Schwimmen belastet die langen Röhrenknochen des Körpers überhaupt nicht. Für Frauen jedoch, die bereits schmerzhafte Anzeichen der Osteoporose verspüren, ist Schwimmen gewiß die beste Sportart, denn trotz einer dem Gesamtorganismus förderlichen Bewegung wird das bereits geschwächte Skelett keiner übermäßigen oder unangebrachten Belastung ausgesetzt.

Wieviel körperliche Übung brauche ich?

Leider läßt sich die Frage, wieviel Gymnastik für die Gesundheit des Skeletts optimal ist, nicht mit Sicherheit beantworten. Solange die Ergebnisse dieser Forschungsarbeit noch nicht abgeschlossen sind, spricht alles dafür, daß es besser ist, sportliche Ertüchtigung anzustreben, als dies nicht zu tun. Wenn es zur Zeit auch noch keine eindeutigen Richtlinien dafür gibt, empfiehlt es sich am ehesten, solche Sportarten zu wählen, die zur allgemeinen Stärkung von Herz und Kreislauf führen.

Wer sich hier also engagiert, kommt nicht nur ganz wesentlichen Erfordernissen seines eigenen Körpers entgegen, sondern er praktiziert gleichzeitig auch eine sehr solide Vorbeugung vor Knochenverlust. Außerdem halten Sie auf diese Weise nicht nur Ihr Gewicht unter Kontrolle, sondern trainieren zugleich Ihre körperliche Beweglichkeit und stärken Ihre Muskeln.

Übungen zur Stärkung von Herz und Kreislauf

Wenn Sie das von uns hier vorgeschlagene Übungsprogramm sechs Monate lang ohne Beschwerden durchführen, stärken Sie Herz und Kreislauf. Um diese Leistungsfähigkeit aber dauerhaft aufrechtzuerhalten, müssen Sie diese Körperübungen fortsetzen, am besten Ihr ganzes Leben lang. Ehe Sie aber überhaupt damit beginnen, fragen Sie erst einmal Ihren Arzt, vor allem, wenn Sie sich z. B. nicht in guter körperlicher Verfassung fühlen. Tun Sie das auch, wenn Sie bereits in ärztlicher Behandlung stehen und/oder über 40 Jahre alt sind.

1. Gleichgültig, welche Sportart Sie wählen, sei es nun Joggen, Radfahren, Seilspringen oder was auch immer, Sie müssen stets daran denken, langsam anzufangen. Beginnen Sie mit einer mindestens fünf Minuten dauernden Übung, in der Sie – wie ein Motor – warmlaufen, und beenden Sie das Training mit einer mindestens ebensolangen Übung, bei der Sie sich abkühlen bzw. Ihren Körper wieder zur Ruhe kommen lassen. Diese letzte Übungsphase halten Sie so lange bei, bis

Wenn ein wenig Gymnastik gut ist, ist dann sehr viel Gymnastik besser?

Die jüngsten Forschungsergebnisse haben gezeigt, daß sehr anstrengende und zeitlich ausgedehnte körperliche Übungen sich bei Frauen negativ statt positiv auf die Knochenmasse auswirken.

Forscher an der medizinischen Fakultät der Universität von Kalifornien untersuchten eine kleine Gruppe junger Frauen; einige von ihnen waren Läuferinnen, die diesen Sport sehr ernst nahmen; bei all diesen hatte die Menstruation ohne ersichtlichen Grund aufgehört. Die Forscher stellten fest, daß der Durchschnittswert der Knochenmasse bei diesen Frauen um 28% unter dem ihrem Alter entsprechenden Durchschnittswert lag!

Obwohl bisher nur wenige Frauen untersucht worden sind, zeigen die Ergebnisse dieser Forschungen, daß für sportlich überanstrengte Frauen mit dem Menstruationsstop auch ein erhöhtes Risiko für Knochenverluste einhergeht. Da im Körper dieser Frauen überaus wenig Fett gespeichert ist, mangelt es ihnen an normalen Mengen von Östrogenen jener Art, die im Fettgewebe produziert wird; dieser Effekt dürfte dann auch der Grund sein, weshalb sie trotz emsiger Sportausübung Knochensubstanz verlieren.

Dieses Gebiet muß aber zweifellos noch gründlicher erforscht werden. Glücklicherweise kommt es nur bei den wenigsten Frauen soweit, daß infolge anstrengenden Sports die Menstruation aufhört. Sollten aber auch Sie körperlich überaktiv sein, wäre Ihnen zu raten, das Training auf einen Intensitätsgrad zurückzudrehen, bei dem der Sport die Menstruation nicht beeinträchtigt.

Atem und Puls wieder normal sind. Dabei kommt es nicht so sehr darauf an, ob Sie dazu fünf oder zehn Minuten brauchen. Wichtig ist, daß Sie daran denken.

2. Es ist wichtig, die Übungen so lange zu betreiben, daß das Herz mindestens 20 Minuten lang ungefähr 70 bis 85% seiner Leistungsfähigkeit erreicht. Zur Feststellung des Maximums an Herzschlägen ziehen Sie Ihr Alter von der Zahl 220 ab. Zum Beispiel: Eine 35 Jahre alte Frau hat maximal 185 Herzschläge pro Minute; ihr Soll von 70 bis 85% sind 130

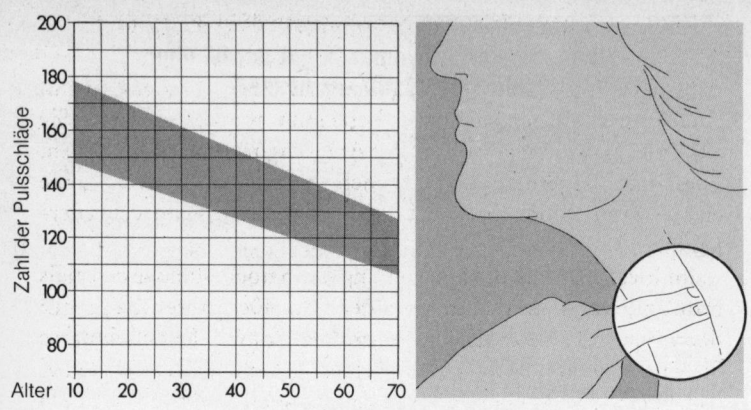

Wie Sie das Soll der Herzkapazität feststellen

(70% von 185) bis 157 (85% von 185) Herzschläge pro Minute.

3. Im Verlauf der Übungen müssen Sie regelmäßig die Zahl der Pulsschläge prüfen, um festzustellen, ob Sie das Soll Ihrer Herzkapazität schon erreicht haben und wie lange Zeit Sie sich in diesem Bereich befinden. Unterbrechen Sie die Übung kurz zur Pulsmessung, legen Sie zwei Finger an die Halsschlagader (seitlich rechts oder links am Hals) und zählen Sie sechs Sekunden lang die Pulsschläge. Um die Anzahl der Schläge pro Minute festzustellen, multiplizieren Sie diese Zahl mit zehn. Sind Sie noch unter dem Soll Ihrer Herzkapazität, fahren Sie mit der Übung fort, und zwar nach Möglichkeit noch etwas intensiver. Haben Sie die Sollzone überschritten, werden Sie wieder langsamer.

4. Versuchen Sie, ungefähr dreimal in der Woche die Zahl Ihrer Pulsschläge in der Sollzone zu halten. Bedenken Sie dabei allerdings auch, daß die Mehrzahl der Wissenschaftler der Ansicht ist, daß eine sehr starke Herausforderung Ihrer Physis im Gegensatz zu einer kontrollierten sportlichen Betätigung Ihre Leistungsfähigkeit nicht signifikant erhöht; statt dessen steigt jedoch das Risiko einer Schädigung der Gelenke und der Muskeln überproportional zum möglichen Nutzen.

Lassen Sie die Knochenmasse regelmäßig überprüfen!

All diesen Empfehlungen zu folgen, ist schön und gut. Wenn aber Ihre Knochenmasse nie berechnet wurde, erfahren Sie auch nie, zu welchem Erfolg Ihre Anstrengungen geführt haben. Dies wäre ärgerlich, denn manchmal fällt es schwer, seine eigene Motivation ohne jede »Erfolgsmeldung« aufrechtzuerhalten.

Im Idealfall sollte die Feststellung der Knochenmasse erstmals erfolgen, wenn Sie sich in den 30er oder 40er Jahren befinden; denn nur so läßt sich exakt bestimmen, wieviel Knochenmasse Sie zur Zeit der Reife Ihres Skeletts haben. Sollten Sie dabei feststellen, daß Sie bereits in einer Phase leben, in der sich ein Knochenverlust andeutet, können Sie vor allem hinsichtlich Ihrer Ernährung und Ihrer sportlichen Aktivitäten eine ganze Menge tun. Im übrigen können Sie dann auch gleich damit beginnen, zusätzliche Risikofaktoren wie etwa Rauchen oder übermäßiges Trinken auszuschalten. Sollte nun die Knochenmenge zur Zeit der Messung für den Grad Ihrer Skelettreife ganz normal sein, dann haben Sie einen guten Start für unser Übungsprogramm; dennoch müssen Sie Ihre Ernährung, Ihre körperlichen Übungen und zusätzliche Risikofaktoren immer wohl beobachten.

Die zweite Feststellung der Knochenmassenmenge sollte in den Wechseljahren erfolgen, wenn ein Knochenverlust schon eher die Regel als die Ausnahme darstellt. Um genauer bestimmen zu können, ob und gegebenenfalls, wie weit der mögliche Knochenverlust fortschreitet, sollten in dieser Zeit zwei oder drei dieser Untersuchungen jährlich stattfinden. Wenn Sie im Jahr mehr als ein Prozent der Knochenmasse verlieren, sollten Sie sogar daran denken, diese der Vorbeugung dienenden Messungen noch häufiger durchführen zu lassen.

Nach dem Klimakterium sollten regelmäßige Messungen mindestens bis zum 65. Lebensjahr erfolgen. Wie oft sie nun bei Ihnen stattfinden sollten, ist abhängig vom bisherigen Umfang des Knochenverlustes, aber auch von der Feinheit der angewandten Meßtechnik: Je empfindlicher diese Technik ist, desto häufiger sollten Untersuchungen vorgenommen werden. Natürlich spielt auch die Art der von Ihnen gewählten Vorbeugungstaktik bei der Untersuchungsfrequenz eine Rolle.

Falls Ernährung und körperliche Übungen nicht ausreichen

Würden die hier gegebenen Ratschläge zur Vermeidung von Knochenverlust tatsächlich entsprechend beachtet, könnten unzählige Frauen »aufrecht bis ins hohe Alter« bleiben und ein gesundes und körperlich aktives Leben führen.

Bei einigen Frauen reichen jedoch die Einnahme von Kalzium und körperliche Übungen einfach nicht aus. Zu dieser Gruppe zählen z. B. Frauen, die aufgrund eines chirurgischen Eingriffs das Klimakterium schon früher erreicht haben, aber auch jene, die sich mit einer ganzen Anzahl der bereits bekannten Risikofaktoren für Osteoporose auseinandersetzen müssen. Aber auch solche Frauen fallen schnell in diese Kategorie, die ohne Rücksicht auf mögliche Folgen überhaupt nichts zur Vorbeugung gegen die Osteoporose tun. Frauen, bei denen der Knochenverlust schnell fortschreitet, die demzufolge eine erhöhte Kalziumzufuhr sowie entsprechende körperliche Übungen brauchen, lassen sich durch Untersuchung der Knochenmasse sehr rasch identifizieren. Für alle diese Frauen ist die Hormontherapie der letzte Ausweg. Eine solche Behandlung bietet die Möglichkeit, tatsächlich fortschreitenden Knochenverlusten vorzubeugen und vor osteoporosebedingten Frakturen zu schützen.

Die Hormontherapie – mit allen ihren Vorzügen und Risiken – bei Frauen in den Wechseljahren war lange Zeit umstritten. Dieses Problem wird weiterhin intensiv erforscht, wenn auch heute leider noch nicht alle diesbezüglichen Fragen geklärt sind. Die meisten Frauen wissen über die Hormontherapie, ihre Wirkungen und über die damit einhergehenden Besonderheiten nur sehr wenig. So ist es beruhigend zu wissen, daß jüngste Fortschritte auf diesem Gebiet deutlich machten, wie nachdrücklich die Hormontherapie vor Osteoporose schützen kann; daß sie bei korrekter Anwendung an gesunden Frauen darüber hinaus noch sehr sicher ist, macht diese Behandlungsmethode zu einem echten Fortschritt bei der Osteoporose-Vorbeugung.

Natrium-, Kalzium- und Phosphorgehalt von Lebensmitteln

100 g eßbare Substanz (wenn nicht anders vermerkt) enthalten	Na Natrium mg	Ca Calcium mg	P Phosphor mg
Früchte und Fruchtsäfte			
Ananas	0,3	17	8
in Dosen, gesüßt	1	11	5
Ananassaft in Dosen	1	15	9
Äpfel (süß)	1	7	10
per kg im Handel	8	57	82
getrocknet	5	31	52
Apfelmus, gesüßt	0,3	4	5
Apfelsaft, frisch	2	6	9
Aprikosen	0,6	17	23
per kg im Handel	5,6	160	216
in Dosen, gesüßt	2	11	15
getrocknet	26	67	119
Bananen	1	8	28
per kg im Handel	7	54,4	190
Birnen	2	8	11
per kg im Handel	18	73	100
in Dosen, gesüßt	2	5	7
Brombeeren	4	32	19
gefroren, gesüßt	1	17	17
Datteln, getrocknet	1	59	63
Erdbeeren	1	21	21
gefroren, gesüßt	1	13	16
Feigen	2	35	22
getrocknet	34	126	116
Fruchtcocktail in Dosen	5	9	12

100 g eßbare Substanz (wenn nicht anders vermerkt) enthalten	Na Natrium mg	Ca Calcium mg	P Phosphor mg
Grapefruit	2	17	16
per kg im Handel	10	83	78
in Dosen, gesüßt	2	13	14
Grapefruitsaft, frisch	2	8	14
Heidelbeeren	1	15	13
gefroren, gesüßt	1	6	11
Himbeeren	3	49	22
gefroren, gesüßt	1	13	17
Himbeersaft, frisch	7	29	14
Holunderbeeren, schwarz	0,5	35	57
Johannisbeeren			
rote und weiße	2	36	23
schwarze	3	17	28
Kirschen	2	19	19
per kg im Handel	18	179	171
Mandarinen	2	40	18
per kg im Handel	15	286	133
Orangen	0,3	41	23
per kg im Handel	2,2	299	168
Orangensaft, frisch	0,5	11	17
Pfirsiche	0,5	9	19
per kg im Handel	4,4	78	165
in Dosen, gesüßt	5	4	12
getrocknet	12	48	117
Pflaumen	2	13	23
per kg im Handel	18,8	122	216
in Dosen, gesüßt	1	9	10
getrocknet	6	51	79
Preiselbeeren	2	14	10
Rosinen	31	62	101
Stachelbeeren	1	35	31
Trauben	2	12	20
Traubensaft	1	11	12
Wassermelonen	0,3	7	10
Zitronen	6	26	16
Zitronensaft, frisch	1	14	11
Zwetschgen (siehe Pflaumen)			

100 g eßbare Substanz (wenn nicht anders vermerkt) enthalten	Na Natrium mg	Ca Calcium mg	P Phosphor mg

Gemüse

Blumenkohl	16	25	56
Bohnen			
grüne (Gartenbohnen)	1,7	56	44
per kg im Handel	15	493	387
in Dosen, ohne Flüssigkeit	236[1]	45	25
weiße (Bohnensamen)	2	106	429
Limabohnen	1	52	142
in Dosen, ohne Flüssigkeit	236[2]	28	70
Pferdebohnen			
(Feldbohnen), getrocknet	–	77	374
Broccoli (Federkohl)	15	103	78
Endivien	18	104	38
Erbsen, grün	2	26	116
grün, gefroren	129	20	90
grün in Dosen	260[3]	25	67
getrocknet, Split	42	73	303
Schoten (Kefen, Zuckererbsen)	–	44	54
Fenchel	331	100	51
Gurken	5	25	27
Karotten (Möhren)	50	37	36
per kg im Handel	410	303	295
in Dosen, ohne Flüssigkeit	236[4]	26	22
Karottensaft, frisch	52	27	31
Kartoffeln	3	14	53
per kg im Handel	24	113	429
getrocknet	84	44	203
Chips	340	40	139
Kohl			
Grünkohl	75	179	73
Rotkohl (Blaukraut)	4	35	30
Weißkohl (Weißkraut)	13	46	27,5
Wirsingkohl	9	47	56
Kohlrabi	10	41	51
Kürbis	1	21	44
Lauch (Porree)	5	60	50
Linsen, getrocknet	36	79	377

[1] ungesalzen 2 mg   [2] ungesalzen 4 mg   [3] ungesalzen 3 mg   [4] ungesalzen 39 mg

100 g eßbare Substanz (wenn nicht anders vermerkt) enthalten	Na Natrium mg	Ca Calcium mg	P Phosphor mg
Löwenzahnblätter	76	187	66
Mais, süß	0,4	3	111
süß, in Dosen, ohne Flüssigkeit	236[1]	5	49
Mangold	147	110	29
Meerrettich (Kren)	9	105	70
Pfefferschoten (Paprika) grüne	4,2	9	25
Radieschen	15	30	31
Rhabarber	3,5	96	18
Rosenkohl	12	29	80
per kg im Handel	89	215	592
Rüben			
Weiße Rübe	37	39	30
Blätter	10	260	58
Gelbe Kohlrübe, Steckrübe, Wruke, Unterkohlrabi	5	66	39
Rote Rübe (rote Bete, Rande)	84	25	33
Blätter	130	119	40
Salat			
Kopfsalat	12	35	26
Feldsalat (Pflücksalat)	4	30	49
Sauerkraut	650	36	18
Schnittlauch	3	76	26
Schwarzwurzel	5	40	76
Sellerie Blätter	96	39	40
Knollen	100	60	60
Spargel	2	22	62
per kg im Handel	11	123	347
in Dosen, ohne Flüssigkeit	236[2]	19	53
Spinat	62	106	51
per kg im Handel	570	975	469
in Dosen	320[3]	85	26
gefroren, ungetaut, Blätter	53	105	45
Tomaten	3	13	27
in Dosen	130[4]	6	19
Tomatenketchup	1042	22	50
Tomatenmark	590	60	34
Tomatensaft in Dosen	230[4]	7	18
Zwiebeln	10	27	36

[1] ungesalzen 2 mg [2] ungesalzen 3 mg [3] ungesalzen 34 mg [4] ungesalzen 3 mg

100 g eßbare Substanz (wenn nicht anders vermerkt) enthalten	Na Natrium mg	Ca Calcium mg	P Phosphor mg
Pilze			
Champignon	5	9	116
Pfifferling	3	8	44
Steinpilz	6	9	115
getrocknet	14	34	642
Bierhefe, getrocknet	121	210	1753
Nüsse			
Cashewnüsse, Kerne	15	38	373
Erdnüsse, geröstet	3	74	407
Haselnüsse, trocken	3	250	320
Kastanien	2	46	74
getrocknet	4	57	170
Kokosnüsse	17	13	95
getrocknet	29	26	187
Kokosmilch (Kokoswasser)	25	20	13
Mandeln	3	234	504
Paranüsse	2	127	600
Pekanüsse	Spur	73	289
Walnüsse	4	99	380
Getreide und Mehle			
Buchweizen, Vollmehl	1	33	263
Gerste (Perl-)	3	16	189
Haferflocken	2	53	407
Mais, Vollmehl	1	6	164
Grieß	1	4	73
Corn-flakes	660	10	45
Popcorn	3	11	281
Stärke (Maizena)	4	Spur	30
Reis, Vollreis	9	32	221
glaciert	6	24	94
glaciert, gekocht	2[1]	10	28

[1] ungesalzen

100 g eßbare Substanz (wenn nicht anders vermerkt) enthalten	Na Natrium mg	Ca Calcium mg	P Phosphor mg
Roggen			
Vollmehl	2	23	362
Feinmehl	1	31	185
Soja			
Vollfett	–	199	558
Halb entfettet	–	244	634
Tapiokastärke	4	12	12
Weizen			
Vollmehl	2	41	372
Feinmehl	2	16	87
Grieß	1	17	87
Weizenkeime	2	72	1118

Brote und Teigwaren[1]

Brötchen (Semmeln)	486	24	109
Grahambrot	370	50	187
Knäckebrot	463	55	400
Pumpernickel	569	84	229
Roggenbrot	220	22	134
Weißbrot	385	58	89
Zwieback	263	42	120
Eierteigwaren	7	20	196
Spaghetti	5	22	165

Zucker, Süßigkeiten

Honig	7	5	6
Kakao (schwach entölt)	60	114	709
Marmelade	16	12	9
Marzipan	5	43	–
Schokolade			
Milchschokolade	86	228	251
milchfrei, süß	19	63	142
Traubenzucker	1	–	–
Zucker, raffiniert	0,3	0	0

[1] angeführt sind nur Produkte ohne Vitamin- und Mineralstoffzusatz

100 g eßbare Substanz (wenn nicht anders vermerkt) enthalten	Na Natrium mg	Ca Calcium mg	P Phosphor mg

Getränke

Kaffee (ungezuckert)	1–6	5	5
Tee (ungezuckert)	0–2	0,3–5	1–4
Bier			
hell	5	4	–
dunkel	3	3	–
Branntweine	3	–	–
Limonaden, durchschnittlich	1–15	–	–
Most (Obstwein)	7	–	–
Portwein	4	5	11
Rum	2	–	–
Wein, durchschnittlich	4–7	7	10
Whisky (Scotch)	0,3	–	–

Fette und Öle

Butter	10[1]	16	16
Kokosfett	0–4	0–3	–
Margarine	104	5	15
Mayonnaise	702	18	28
Öl			
Baumwollsamenöl	–	–	–
Erdnußöl	–	–	–
Maisöl	–	–	–
Olivenöl	0,1	0,5	–
Palmöl	–	–	–
Sojabohnenöl	–	–	–
Sonnenblumenöl	–	–	–
Schweineschmalz	0,3	1	3
Senf, braun	1307	124	134

[1] ungesalzen

100 g eßbare Substanz (wenn nicht anders vermerkt) enthalten	Na Natrium mg	Ca Calcium mg	P Phosphor mg
Eier			
Hühnereier			
Vollei, roh	135	54	205
Eidotter, roh	50	141	569
Eiweiß, roh	192	9	17
1 Ei mittelgroß (48 g)	66	26	98
1 Eidotter mittelgroß (17 g)	9	23	93
1 Eiweiß mittelgroß (31 g)	57	3	5
Eipulver	519	190	800
Milch, Milchprodukte			
Milch			
Kuhmilch, frisch	75	133	88
Buttermilch	57	109	95
Kondensierte Milch			
gesüßt	140	262	206
ungesüßt	100	252	205
Magermilch (entrahmte Milch)	53	123	97
Milchpulver			
aus Vollmilch	410	909	708
aus entrahmter Milch	525	1300	1016
Käse			
Camembert	1150[1]	382	184
Edamer	737	765	455
Emmentaler	620[1]	1180	860
Parmesan	755[1]	1140	781
Rahmkäse	606[1]	62	189
Roquefort	–	700	–
Schmelzkäse (45% Fett i. T.)	1260	547	944
Molke	45	50	53
Quark			
fett	–	82	–
mager	36	90	189
Schlagrahm (Sahne) 30%	38	75	63
Yoghurt	62	150	135

[1] variabel, abhängig vom NaCl-Zusatz

100 g eßbare Substanz (wenn nicht anders vermerkt) enthalten	Na Natrium mg	Ca Calcium mg	P Phosphor mg
Fleisch			
Ente	85	15	188
Gans	85	15	188
Leber	140	10	180
Hase	50	12	157
Huhn (Brathuhn)			
Poulet	83	12	200
Leber	85	12	236
Magen	64	8	113
Kalb			
Schlegel	90	11	206
Kotelettstück	90	11	200
Herz	120	16	350
Leber	84	8	311
Niere	200	10	171
Thymus (Milke, Bries)	73	–	–
Zunge	84	9	190
Kaninchen	40	18	210
Lamm (Hammel)			
Schlegel	78	10	213
Kotelettstück	90	9	138
Leber	51	13	349
Nieren	151	13	218
Pferd, Muskelfleisch	44	10	150
Reh, Muskelfleisch	70	19	183
Rind			
Filet	51	3	164
Lende	70	3	154
Schlegel	68	11	180
getrocknet, gesalzen	4300	20	404
Corned beef	1300	20	106
Hirn	104	11	265
Kutteln	46	69	132
Leber	116	7	352
Nieren	245	11	219
Zunge	80	8	182
Schwein			
Filet	74	12	234
Kamm	76	5	157

100 g eßbare Substanz (wenn nicht anders vermerkt) enthalten	Na Natrium mg	Ca Calcium mg	P Phosphor mg
Schwein			
Kotelettstück	62	9	170
Schinken (Schlegel) roh	76	9	168
gesalzen, gekocht	876	10	150
geräuchert, roh	2530	10	207
geräuchert, in Dosen	1150	11	156
Speck, durchwachsen	1170	13	108
Herz	80	6	132
Hirn	153	10	300
Leber	77	10	316
Niere	173	11	218
Zunge	93	9	186
Truthahn	66	8	212

Wurstwaren

Frankfurter, Cervelat	1100	7	133
Mortadella	668	12	238
Salami (deutsche)	1260	35	–
Weißwurst (Münchner)	620	25	–
Dosenwürstchen	711	10	185

Fleisch von Kaltblütern

Aal	78	18	166
geräuchert	798	95	211
Barsch (Flußbarsch)	67	20	198
Flunder	68	12	195
Forelle	39	19	220
Garnelen (Crevetten)	140	63	300
in Dosen[1]	–	115	263
Heilbutt	56	13	211
Hering	118	57	240
mariniert (Bismarckhering)	1000	30	150
geräuchert (Bückling)	720	66	254
Hummer	300	29	200
Kabeljau (Dorsch)	86	11	190

[1] ohne Flüssigkeit

100 g eßbare Substanz (wenn nicht anders vermerkt) enthalten	Na Natrium mg	Ca Calcium mg	P Phosphor mg
Kammuschel, Pilgermuschel	150	26	208
Karpfen	51	34	220
Krabben, in Dosen	1000	45	182
Lachs	48	29	266
geräuchert	–	14	245
in Dosen	540	67	285
Makrele	144	5	239
Miesmuscheln	290	88	250
Rotbarsch, großer	94	46	212
Sardinen			
in Dosen, ganzer Inhalt	510	354	434
in Dosen, ohne überschüssiges Öl	823	437	499
Schellfisch	99	18	197
Steckmuschel (Klaffmuschel)	121	12	208
Thunfisch in Dosen[1]	361	7	294
Tintenfisch	–	29	173
Zander	81	27	194

[1] einschließlich Flüssigkeit

7

Das Für und Wider
der Östrogentherapie

Die Östrogentherapie verhütet den durch Entfernung der Ovarien oder durch die natürlichen Wechseljahre verursachten Knochenverlust. Von sämtlichen bisher erforschten Behandlungsmethoden ist diese Therapie die wirkungsvollste. Wie jede Behandlung mit Medikamenten ist aber auch die Östrogentherapie nicht völlig ohne Risiko.

Beweise, die für die Östrogentherapie sprechen

Seit dem Jahre 1940, als Dr. Fuller Albright auf einen Zusammenhang zwischen dem Schwund von Östrogen im Klimakterium und dem Knochenverlust hinwies, wandte man zur Verhütung oder zur Behandlung der nachklimakterischen Osteoporose die Östrogentherapie mit natürlichen, konjugierten Östrogenen an. Viele der ersten wissenschaftlichen Untersuchungen berichteten von Erfolgen durch Östrogene; aber sie waren schwach fundiert, so daß sich davon keine endgültigen Folgerungen ableiten ließen. Erst seit 1976, als die erste gründlich ausgearbeitete und überprüfte Untersuchung veröffentlicht wurde, kann man mit Gewißheit behaupten, daß die Östrogentherapie wesentlich dazu beiträgt, den normalerweise nach den Wechseljahren einsetzenden Knochenverlust zu verhüten.

Bei dieser Untersuchung handelt es sich um eine über fünf Jahre fortgeführte Beobachtung einer Gruppe von Frauen, die allesamt drei Jahre zuvor aufgrund eines chirurgischen Eingriffs in die Wechseljahre gekommen waren.

Die Hälfte dieser Frauen hatte man einer Östrogentherapie unterzogen, den übrigen hatte man Plazebos (Pillen ohne Arzneiwirkung) verabreicht. Nach bereits einem Jahr ergaben sich bei beiden Gruppen hinsichtlich der Knochenmasse signifikante Unterschiede. Am Ende jener fünf Jahre hatte die Plazebogruppe einen für Frauen nach dem Klimakterium typischen Verlust an Knochenmasse von einem bis zwei Prozent pro Jahr hinnehmen müssen, die Östrogengruppe dagegen überhaupt keinen. Im Gegenteil, die mit Östrogen behandelten Frauen hatten z. T. sogar noch einen geringen Zuwachs an Knochenmasse zu verzeichnen.

Im Rahmen einer Folgeuntersuchung zu dieser Arbeit war es für die Forscher besonders wesentlich festzustellen, wie lange ihre Patientinnen mit Östrogen behandelt werden mußten, um das Auftreten von Knochenverlust zu verhüten. Sie registrierten, daß eine Frau, die sich vier Jahre lang einer Östrogentherapie unterzogen und die nächsten vier Jahre ausgesetzt hatte, ebensoviel Knochensubstanz verlor wie eine Frau, die überhaupt nicht behandelt worden war! Dagegen hatten die Frauen, welche die vollen acht Jahre lang Östrogen erhalten hatten, gar keinen Knochenverlust.

Die Folgerungen

Zahlreiche Untersuchungen konnten diese Ergebnisse inzwischen bestätigen und zeigten, daß die Östrogentherapie auch zur Verhütung eines dem natürlichen Klimakterium folgenden Knochenverlustes hochwirksam ist. Ausgehend von diesen Forschungsresultaten sind für die Östrogentherapie als Weg zur Vorbeugung von Osteoporose folgende Schlüsse zu ziehen:

1. Die zur Verhütung von Knochenverlusten erforderliche Östrogendosis ist sehr niedrig. Es hat sich herausgestellt, daß bereits die geringe Menge von täglich 0,6 Milligramm konju-

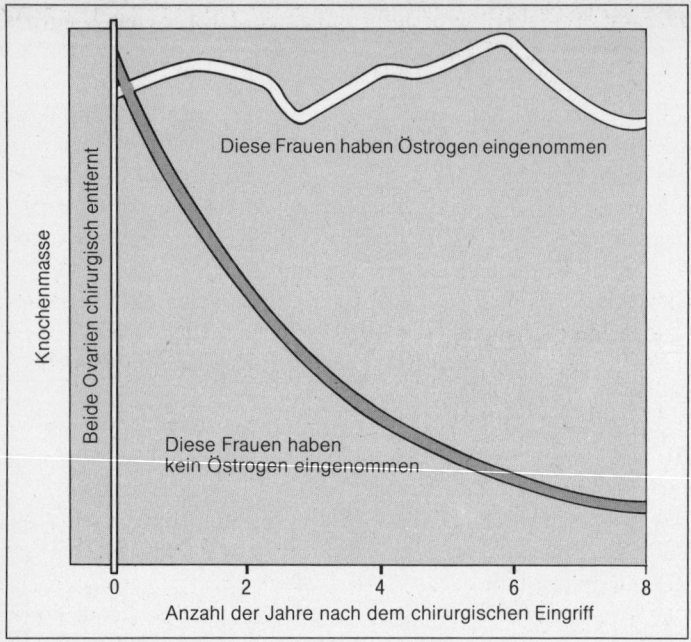

Knochenmasse

Beide Ovarien chirurgisch entfernt

Diese Frauen haben Östrogen eingenommen

Diese Frauen haben
kein Östrogen eingenommen

0   2   4   6   8

Anzahl der Jahre nach dem chirurgischen Eingriff

Verhütung des nachklimakterischen Knochenverlustes durch Östrogenbehandlung. Frauen, die innerhalb der ersten acht Jahre nach dem Klimakterium Östrogen eingenommen haben, erlitten keinen Knochenverlust. Frauen dagegen, die Plazebos erhalten hatten, verloren viel Knochensubstanz.

gierter Östrogene (oder deren Äquivalent) wirksam ist. Diese Menge entspricht ungefähr nur einem Drittel jener Östrogenquantität, die in den neuartigen Niedrigdosen oral einzunehmender Schwangerschaftsverhütungsmittel enthalten ist. Diejenigen Frauen, die zu höheren Östrogendosen greifen, kommen nicht in den Genuß eines zusätzlichen Schutzes vor Frakturen. Andere Beschwerden können allerdings höhere tägliche Östrogengaben erforderlich machen.

2. Zur Erzielung höchster Effektivität muß man innerhalb von drei Jahren nach Beginn des Klimakteriums mit der Therapie beginnen; auf diese Weise läßt sich der große Knochenverlust, der gewöhnlich gerade in dieser Zeit eintritt, verhüten.

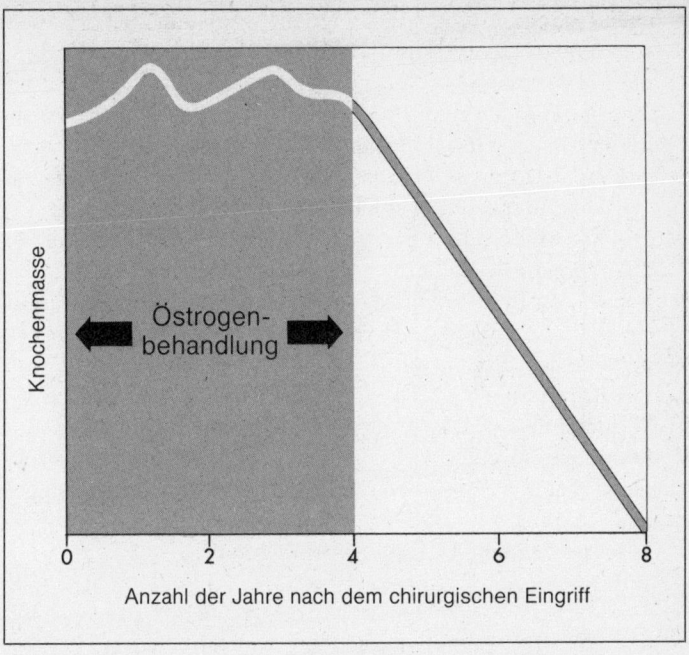

Abgebrochene Östrogenbehandlung. Frauen, die lediglich vier Jahre lang Östrogen eingenommen hatten, begannen nach dieser Periode, Knochensubstanz zu verlieren. Nach acht Jahren hatten sie ebensoviel Knochensubstanz verloren wie jene Frauen, die sich niemals einer Östrogentherapie unterzogen hatten.

Eine erst später einsetzende Therapie wird den Knochenverlust zwar verlangsamen, aber sie ist nicht imstande, bereits verlorene Knochenmasse zu ersetzen; infolgedessen kann eine solche, mit Verzögerung einsetzende Therapie auch nicht in gleicher Weise vor Frakturen schützen wie eine rechtzeitig begonnene Behandlung.

3. Die Therapie muß so lange fortgesetzt werden, bis die natürliche Verlangsamung des Knochenverlustes eintritt. Bei den meisten Frauen ist dies etwa im 65. Lebensjahr der Fall, d. h. etwa 10 bis 15 Jahre nach dem Eintritt des natürlichen Klimakteriums. Bei Frauen, denen die Ovarien in einem früheren Lebensalter entfernt wurden, muß die Therapie entspre-

chend länger durchgeführt werden. Wenn auch bei den meisten Ärzten Übereinstimmung darin besteht, daß bei Frauen, die aufgrund eines chirurgischen Eingriffs in die Wechseljahre gekommen sind, eine Östrogen-Langzeittherapie erforderlich ist, so wurden bislang aber noch keine Untersuchungen zur Klärung der Frage angestellt, wie lange eine Östrogentherapie speziell in solchen Fällen durchzuführen sei.

4. Die Effektivität der Östrogene als Mittel zur Verhütung der Osteoporose wird durch ihre Fähigkeit charakterisiert, das Risiko von Frakturen ganz erheblich herabzusetzen. Verglichen mit nichtbehandelten Frauen ist bei mit Östrogen behandelten Frauen die Häufigkeit von Handgelenk- und Hüftfrakturen um 60% und die Häufigkeit von Frakturen der Wirbelsäule um 90% geringer. Frauen, die innerhalb von fünf Jahren ab Einsetzen des Klimakteriums mit der Östrogentherapie beginnen, haben viermal soviel Aussicht, von Handgelenk- und Hüftfrakturen verschont zu bleiben wie jene Frauen, die keine Östrogene nehmen.

Die Meinung der Experten

Nach Überprüfung sämtlicher relevanten Unterlagen zu diesem Gesundheitsthema kam eine 1979 vom »American National Institute of Health« einberufene Expertenkommission übereinstimmend zu folgendem Schluß:

»Die Expertengruppe bestätigt die Stichhaltigkeit von drei repräsentativen Langzeit-Untersuchungen, die Anhaltspunkte dafür geben, daß während der Zeit des Klimakteriums verabreichte Östrogene den Knochenverlust hemmen können. Ausgenommen von diätisch zugeführtem Kalzium, welches das Ausmaß des Knochenverlustes zu verringern scheint, haben keine anderen Substanzen eine derartige Wirkung gezeigt.«

Auf welche Weise verhindern Östrogene die Osteoporose?

Die nach dem Klimakterium durchgeführte Östrogentherapie bewirkt eine Verbesserung der Kalziumbilanz. Dadurch werden Ihre Knochen in der gleichen Weise geschützt, wie das durch jene Östrogene geschieht, die vor dem Klimakterium in den Eierstöcken gebildet werden und so die Knochen bis zum Eintritt des Klimakteriums schützen.

Die Östrogene bewirken eine Steigerung der Aufnahme des Kalziums im Darm. Außerdem scheinen sie die Schilddrüse zur Produktion von Kalzitonin anzuregen, das die Knochen vor den auflösenden Wirkungen des Nebenschilddrüsenhormons schützt und den Knochenabbau verhindert. Hinzu kommt, daß die Östrogene die Leber zur Produktion von Proteinen anregt, die sich ihrerseits mit den Nebennierenhormonen im Blut binden; dadurch wird deren zur Knochenauflösung führenden Wirkung Einhalt geboten.

Wer sollte Östrogene einnehmen?

Grundsätzlich könnte die Östrogentherapie jede Frau nach Erreichen der Wechseljahre vor Knochenverlust schützen. Wie bei jeder Medikamentengabe bestehen aber auch hier gewisse Risiken. Eine Östrogenbehandlung sämtlicher Frauen, die dem klimakteriell bedingten Knochenverlust begegnen wollen, wäre also ärztlicherseits nicht zu rechtfertigen; schließlich entwickelt sich dieses Leiden nur bei 25% aller Frauen. Es gilt also, diejenigen Frauen mit besonders ausgeprägtem Osteoporoserisiko zu erkennen und sie entsprechend zu behandeln, bevor der Knochenverlust einsetzt.

Ideal wäre es, wenn sich bei jeder Frau eine Messung der Knochenmasse mit einer der in Kapitel 5 beschriebenen hochentwickelten Techniken durchführen ließe. Denn damit ist recht sicher festzustellen, ob sie in ungewöhnlich hohem Maße Knochensubstanz verliert. So wird auch mit einiger Sicherheit anzunehmen sein, daß, analog zu einer verbesserten Information der Öffentlichkeit, vor allem aber im Zusammenhang mit dem wachsenden Gesundheitsempfinden, der Frau in Zukunft mehr Aufmerksamkeit geschenkt wird. Vorerst noch bieten sich allerdings nur allzu wenigen Frauen ausreichende Möglichkeiten, exakte Knochenmessungen vornehmen zu lassen. Eine Entscheidung darüber, ob Sie nun Östrogene verwenden wollen oder nicht, ist demnach heute in erster Linie darauf abzustellen, wie viele Risikofaktoren für Osteoporose bei Ihnen persönlich vorhanden sind.

Je größer die Anzahl der Risikofaktoren ist, desto wichtiger ist für Sie die Östrogentherapie. Ganz allgemein: Wenn Ihre Ovarien entfernt wurden oder wenn Sie ungewöhnlich früh in die Wechseljahre gekommen sind, ist das Osteoporoserisiko bei Ihnen besonders groß. Darum sollten Sie in jedem Falle eine Östrogenbehandlung in Erwägung ziehen. Eine Präventivtherapie kommt für Sie auch in Betracht, wenn Sie klein und schmächtig sind und eine helle Haut haben. Dies gilt erst recht, wenn bei Ihnen weitere bekannte Risikofaktoren vorhanden sind. Auch Töchtern, Enkelinnen und Schwestern von Frauen mit Osteoporose sollte nahegelegt werden, sich mit Hilfe der Östrogentherapie einem Vorbeugungsprogramm zu unterziehen.

Wer sollte keine Östrogene einnehmen?

Wenn Sie Brustkrebs, Unterleibskrebs oder Krebs in den Fortpflanzungsorganen hatten, dürfen Sie unter keinen Umständen Östrogene benutzen. Hier besteht eine absolute Kontraindikation (Gegenanzeige). Auch wenn in Ihrer Familie eine dieser Krebsarten aufgetreten ist, sollten Sie sich nur dann zu einer Östrogentherapie entschließen, wenn gleichzeitig eine sehr sorgfältige und in kurzen Abständen erfolgende ärztliche Überwachung gewährleistet ist.

Verschiedene andere Gegebenheiten erfordern eine individuelle Einschätzung der relativen Vorteile und Risiken. Leber- oder Galle-Patienten sollten eine Östrogenbehandlung nur dann in Betracht ziehen, wenn der behandelnde Arzt zustimmt. Auch wenn Sie an Störungen der Blutgerinnung leiden, zu hohen Blutdruck oder Herzkrankheiten hatten, sollten Sie eine Östrogentherapie nur dann ins Auge fassen, wenn Ihr Arzt keine Bedenken hat. Falls jemals ernste Nebenwirkungen infolge einer Östrogentherapie oder aufgrund der Einnahme von Anti-Baby-Pillen bei Ihnen aufgetreten sind, sollten Sie auf Östrogene verzichten. Eine solche Therapie könnte allenfalls dann in Betracht kommen, wenn Sie regelmäßig ärztlich kontrolliert werden. Raucherinnen, bei denen eine Östrogentherapie erforderlich ist, sollten vor Beginn der Behandlung möglichst mit dem Rauchen aufhören.

Das Risiko eines Uteruskarzinoms

Der Gebrauch von Östrogenen über längere Zeiträume kann zu einer Überreizung des Endometriums (der Gebärmutterschleimhaut) führen. Ohne ordnungsgemäße Behandlung können diese Schleimhautwucherungen entarten. Falls Ihre Gebärmutter also nicht entfernt worden ist und Sie noch menstruieren, sollten Sie zum Schutz des Endometriums jeden Monat ein Gestagen (Gelbkörperhormon) einnehmen.

Der Aufbau des Endometriums ist eine der normalen biologischen Wirkungen der Östrogene. Zur Gefahr einer Überreizung kommt es allerdings erst, wenn die Wirkungen der Östrogene nicht, wie zum Beispiel während der normalen Menstruationsphase durch den Einfluß des Gelbkörperhormons, ausgeglichen werden. Das Gelbkörperhormon schützt das Endometrium durch eine Verminderung der Anzahl der Rezeptoren (Aufnahmeorgane), an denen die Östrogene wirksam werden können. Außerdem regt das Hormon die Abstoßung der Gebärmutterschleimhaut an, wodurch sich der Körper rechtzeitig seiner durch Östrogen stimulierten Zellen entledigt; rechtzeitig heißt hier: noch ehe diese Zellen Gelegenheit haben, überreizt zu werden.

Bei zusätzlichen Gaben von Gestagenen zum Östrogenzyklus ist das Risiko, daß sich ein Karzinom im Bereich des Endometriums entwickelt, sogar noch geringer als bei jenen Frauen, die überhaupt keine Hormone nehmen! Aus einer jüngeren Untersuchung geht hervor, daß bei Frauen, die eine kombinierte Östrogen-Gestagen-Therapie durchführen, ein Karzinom im Bereich des Endometriums in 0,5 von 1000 Fällen pro Jahr zu verzeichnen ist. Im Vergleich dazu zu sehen sind Frauen, die sich ausschließlich einer Östrogentherapie unterziehen: Bei ihnen beläuft sich das Jahresverhältnis auf 3,8 von 1000 Fällen. Bei Frauen, die sich überhaupt keiner Behandlung unterziehen, liegt das Verhältnis im Jahr bei 1 zu 1000.

Das Risiko, ein Karzinom im Bereich des Endometriums zu entwickeln, ist bei den Frauen am größten, bei denen der Wirkung durch Östrogene kein Gestagen gegenübersteht. Dabei kommt es nicht darauf an, ob das Östrogen aus ihren eigenen Ovarien stammt oder ob es über eine Östrogentherapie verabreicht wird. Deshalb ist für Frauen mit anovulatorischem Menstruationszyklus (Regelblutungen, bei denen der Eisprung ausbleibt und deshalb kein Gelbkörperhormon produziert wird) die Wahrscheinlichkeit, ein Karzinom im Bereich des Endometriums zu entwickeln, größer. Das gleiche gilt in etwa für korpulente Frauen, bei denen Androgene im Fettgewebe Östrogene produzieren, oder für Frauen, in deren Familie diese Krankheit bereits aufgetreten ist.

Bei ausschließlichem Gebrauch von Östrogenen – d. h. ohne Verbindung mit Gestagenen – kann die Östrogentherapie bei bestimmten Patientinnen das Risiko der Entstehung eines Karzinoms im Bereich des Endometriums um einen Faktor zwischen vier bis acht erhöhen. Obgleich es beunruhigend klingt, wenn von einem bis zu achtfach höheren Risiko die Rede ist, muß man dies doch in einem richtigen Verhältnis sehen. Die zu erwartende Häufigkeit der Entstehung eines Karzinoms im Bereich des Endometriums liegt bei nicht behandelten Frauen im Jahr bei einem Verhältnis von 1 zu 1000. Auch wenn die Östro-

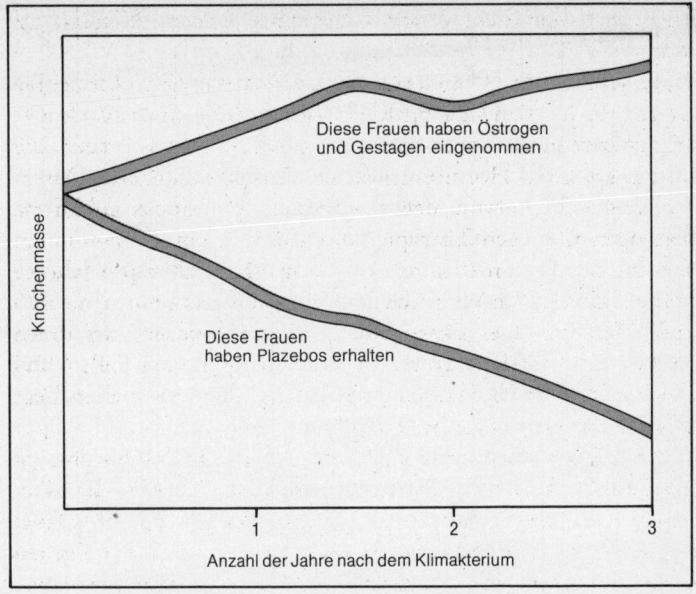

Verhütung von Knochenverlust mit der Östrogen-Gestagen-Behandlung. In dieser an über 300 Frauen vorgenommenen Untersuchung konnte die kombinierte Östrogen-Gestagen-Behandlung die Knochenmasse von Frauen auch nach dem Klimakterium erhalten. Frauen, die lediglich Plazebos erhalten hatten, verloren große Mengen von Knochensubstanz.

gentherapie dazu führt, daß pro Jahr 8 von 1000 Frauen mit einem derartigen Karzinom rechnen müssen, bedeutet das – rein statistisch – doch, daß von 1000 Frauen, die sich einer Östrogentherapie unterzogen haben, immerhin 992 ein solches Karzinom nicht entwickeln werden. Um diese Aussagen auch aus anderer Sicht zu beleuchten, sei darauf hingewiesen, daß z.B. für um 20% übergewichtige Frauen die Wahrscheinlichkeit eines Endometrium-Karzinoms achtmal so groß ist wie bei Frauen mit Normalgewicht.

Das mögliche Risiko der Entstehung eines Karzinoms im Bereich des Endometriums darf zwar nicht leichtgenommen werden, aber im Regelfall wird ein solches Karzinom meistens im Frühstadium diagnostiziert und daher behandelt. Gewöhnlich erfolgt eine solche Behandlung durch chirurgische Entfernung des Uterus (Hysterektomie). Es sei daran erinnert, daß jedes Jahr allein in Amerika über 40000 Frauen infolge einer Oberschenkelhalsfraktur sterben, aber lediglich etwa 2300 infolge eines Karzinoms im Bereich des Endometriums – wobei noch längst nicht in sämtlichen dieser Fälle eine Östrogentherapie dafür verantwortlich zu machen ist.

Zum Glück beeinträchtigt die Zugabe von Gestagenen die heilsame Wirkung des Östrogens auf die Knochen nicht. Dies wurde anhand mehrerer Untersuchungen deutlich, in deren Verlauf eine Gruppe von Frauen in den Wechseljahren zehn Jahre lang beide Hormone erhielten. Die Therapie mit Gestagenen allein ergab zwar eine verlangsamte Abnahme des Knochenverlustes, war aber nicht gleichermaßen wirkungsvoll wie die kombinierte Gestagen-Östrogentherapie.

Das Risiko eines Brustkarzinoms

Der Gedanke, daß sich irgendwann einmal ein Brustkrebs entwickeln könnte, ist für jede Frau in höchstem Maße erschreckend. Bei den Amerikanerinnen nimmt diese Krebsart unter den durch Karzinome bedingten Sterbefällen die erste Stelle ein. Die Amerikanische Krebsgesellschaft (American Cancer Society) sagt jedoch voraus, daß im Jahre 1984 unter den krebsbedingten Todesfällen bei Frauen der Lungenkrebs an die erste Stelle treten wird.

Die Frage ist also: Erhöht eine Östrogentherapie Ihr Brustkrebsrisiko? Dieses Problem ist in der Medizin gleichermaßen umstritten wie unbeantwortet. Je nachdem, welche Untersuchungsergebnisse man zur Beurteilung der Frage heranzieht, kann man der Östrogentherapie entweder eine Zunahme oder eine Abnahme der Brustkrebshäufigkeit bescheinigen; es ist aber auch nicht unwahrscheinlich, daß sie gar keinen Einfluß auf die Entstehung eines solchen Karzinoms ausübt.

Ein entscheidender Indikator, den es bei der Beurteilung eines möglichen Risikos zu berücksichtigen gilt, ist immer die Krankengeschichte Ihrer Familie. Das heißt, wenn Ihre Mutter, Tante oder Schwester vor Eintritt in die Wechseljahre Brustkrebs bekommen hat, ist Ihr persönliches Risiko erhöht. Dies ist auch der Fall, wenn Sie überdurchschnittlich viele Jahre Ihres Lebens menstruiert haben. Eine solch langanhaltende Menstruationsperiode wird durch das frühzeitige Einsetzen der Menstruation (vor dem 12. Lebensjahr) und/oder den späten Beginn der Wechseljahre (nach dem 50. Lebensjahr) charakterisiert. Auch das Alter, in dem Sie Ihr erstes Kind bekommen haben, kann eine Rolle spielen: Wenn Sie das erste Mal vor Vollendung des 20. Lebensjahres schwanger waren, ist Ihr Risiko geringer, als wenn Sie erstmals nach dem 30. Lebensjahr schwanger wurden. Häufige Schwangerschaft scheint in gewisser Weise schützend zu wirken, was übrigens auch für den Fall einer chirurgischen Entfernung der Ovarien vor dem 35. Lebensjahr angenommen wird.

In diesem Zusammenhang gewinnt eine Auffassung ständig an Boden: Wenn man monatlich eine Gestagentherapie mit einer Östrogentherapie kombiniert, können die Brüste vor einer Reizung durch das Östrogen geschützt werden, wobei es so scheint, daß – ebenso wie beim Schutz des Endometriums durch Gestagen – sich das Brustkrebsrisiko tatsächlich signifikant senken läßt. Diese Untersuchungen befinden sich zur Zeit noch im Vorstadium; endgültige Ergebnisse kann also erst die weiterführende Forschung liefern.

Andere mögliche Risiken

Untersuchungen an jungen Frauen, die die Pille nehmen, lassen gelegentlich darauf schließen, daß Östrogene die Gefahr von Bluthochdruck, Thrombose (Blutpropfen) sowie von Herz- und Gefäßerkrankungen erhöhen können. Untersuchungen an Frauen, die die Wechseljahre bereits hinter sich hatten, lassen vermuten, daß die verhältnismäßig sicheren, natürlichen Hormone in geringer Dosierung diese Gefahren offenbar verhüten helfen. Tatsächlich stellte man fest, daß eine nach dem Klimakterium einsetzende Östrogentherapie die mit dem Klimakterium verbundene Gefahr von Herz- und Gefäßerkrankungen sogar verringert.

Wenn Sie hingegen korpulent sind, rauchen, hohen Blutdruck und/oder einen erhöhten Cholesterinspiegel aufweisen, bestehen diese Gefahren ohnehin schon für Sie, und eine Östrogentherapie dürfte Ihr Risiko wahrscheinlich noch erhöhen.

Sollten Sie sich einer Östrogentherapie unterziehen?

Wie viele Risikofaktoren für Osteoporose sind bei Ihnen vorhanden? Haben Untersuchungen Ihrer Knochenmasse ergeben, daß Sie schnell Knochensubstanz verlieren? Verspüren Sie bereits gewisse Anzeichen von Osteoporose? Wie viele Risikofaktoren für ein Karzinom im Bereich des Endometriums, für Brustkrebs, für Thrombose oder für Herzerkrankungen sind bei Ihnen vorhanden? Haben Sie ein chronisches Leber- oder Gallenblasenleiden? Sind Sie entschlossen, Ihren Arzt mindestens einmal im Jahr, noch besser: alle sechs Monate aufzusuchen?

Diese Fragen müssen Sie sich, soweit möglich, selbst beantworten. Denken Sie ernsthaft darüber nach und sprechen Sie in jedem Fall auch mit Ihrem Arzt darüber.

Wenn Sie sich für Östrogene entscheiden

Wenn Sie beabsichtigen, mit einem Östrogenprogramm zur Verhinderung der Osteoporose zu beginnen, werden Sie sich eine lange Zeit in Behandlung befinden, außerdem müssen Sie und Ihr Arzt gewisse Vorsichtsmaßnahmen treffen.

Sorgen Sie dafür, daß noch vor dem Beginn der Behandlung ein Papanicolaou-Schleimhautabstrich zwecks Feststellung karzinomverdächtiger Zellen im Bereich der Gebärmutter und eine vollständige Untersuchung des gesamten Körpers, vor allem des Beckens und der Brust, erfolgt. Diese Untersuchungen sollten einmal im Jahr wiederholt werden. Kontrollieren Sie Ihre Brüste einmal im Monat zu Hause. Lassen Sie Ihren Blutdruck alle sechs Monate überprüfen. Geschieht dies durch jemand anderen als durch Ihren Arzt, so sorgen Sie dafür, daß Ihr Hausarzt davon unterrichtet wird, wenn der Blutdruck steigt.

Ihr Arzt sollte die Vornahme von Glukosetoleranztests, Cholesterinanalysen und Analysen anderer sich im Blut befindlicher Lipide (Fette, insbesondere Lipoprotein hoher Dichte) empfehlen, die einmal im Jahr wiederholt werden müßten.

Falls Ihre Gebärmutter noch nicht entfernt wurde, muß vor Beginn einer Östrogentherapie und im Jahr darauf eine Gewebsuntersuchung der Gebärmutterschleimhaut stattfinden. Eine Gewebsuntersuchung vor Gebrauch von Östrogenen ist erforderlich, um sicherzugehen, daß in der Gebärmutter keine präkanzerösen Zellen vorhanden sind, die durch die Östrogene zu spontanem Wachstum veranlaßt werden könnten. Regelmäßige Gewebsuntersuchungen sind auch deshalb notwendig, um während der Östrogenbehandlung sicherzustellen, daß die Östrogene das Endometrium nicht überreizen und dadurch die Gefahr einer Karzinombildung bei Ihnen erhöhen.

Gewebsuntersuchungen im Bereich des Endometriums: Gewöhnlich wird diese Untersuchung in der Praxis Ihres Arztes ohne Vollnarkose durchgeführt. Um die Cervix (den Gebärmutterhals) sichtbar zu machen, wird in die Vagina ein Spezialspiegel eingelegt. Durch die Öffnung der Cervix wird ein schmales Instrument, eine sogenannte Kürette, in den Uterus eingeführt. Dabei werden kleine Proben der Gebärmutterschleimhaut zur späteren mikroskopischen Untersuchung entnommen.

Einige Frauen verspüren während der Biopsie, d. h. bei der Gewebsuntersuchung im Bereich des Endometriums, vorübergehend ein Unbehagen, das sie als »eine Art Menstruationskrampf« beschreiben. Diese Krampfzustände lassen sich durch die Einnahme eines jener Medikamente, die zur Linderung von

Menstruationskrämpfen in Gebrauch sind, vor und nach der Biopsieprozedur weitgehend vermeiden.

Um Ihren Uterus zu schützen, wird Ihnen der Arzt eventuell auch ein Gestagen verschreiben, das Sie jeden Monat zusätzlich einnehmen müssen. Kann die Einnahme der Gestagene auch zu menstruationsähnlichen Blutungen führen, die immer dann eintreten, wenn eine weitere Zufuhr von Gestagenen aussetzt, so finden sich die meisten Frauen mit dieser lästigen Begleiterscheinung sehr schnell ab, sobald sie einsehen, weshalb die Zusatztherapie so wichtig ist. Wenn Ihre Blutungen zu einer anderen Zeit stattfinden oder wenn Sie eine Veränderung in der Menge des ausfließenden Blutes feststellen, müssen Sie sofort Ihren Arzt davon in Kenntnis setzen. Zur Vermeidung derartiger Abbruchblutungen empfehlen manche Ärzte neuerdings die tägliche, d. h. die ununterbrochene Gabe niedriger Dosen sowohl von Östrogenen als auch von Gestagen. Sie gehen davon aus, daß Blutungen dann sehr schwach sind und die Uterusauskleidung gut geschützt ist.

Wenn die Östrogentherapie Ihr Kalziumgleichgewicht auch verbessert, so müssen Sie doch weiterhin alle übrigen Faktoren, die dieses Gleichgewicht beeinträchtigen könnten, beachten. Während der Östrogentherapie brauchen Sie pro Tag mindestens 1000 Milligramm Kalzium und 400 Einheiten Vitamin D. Geben Sie also auf die »Knochenräuber« acht und vergessen Sie auch Ihre körperlichen Übungen nicht.

Östrogenarten: Natürliche, konjugierte Östrogene sind diejenigen Östrogene, die den Frauen nach dem Klimakterium am häufigsten verschrieben werden.

Die Gabe von Östrogenen erfolgt gewöhnlich oral, in Form von Dragees. In der Bundesrepublik gibt es natürliche Östrogene unter dem Warenzeichen PRESOMEN*. Als Gestagenpräparat steht PROTHIL zur Verfügung. Ein Präparat, das sowohl Östrogene als auch ein Gestagen in zyklusgerechter Packung enthält, ist PRESOMEN compositum.

---

* Außerhalb der Bundesrepublik Deutschland PREMARIN.

Wenn Sie sich gegen Östrogene entscheiden

Vielleicht kommen Sie und Ihr Arzt zu dem Schluß, daß bei Ihnen die Gefahr einer möglicherweise einsetzenden Osteoporose nicht so groß ist, als daß ein langfristiger Gebrauch von Östrogenen im Rahmen eines ganzen Vorbeugungsprogramms gerechtfertigt wäre. Sollte das der Fall sein, sollten Sie zumindest für genügend Kalzium, Vitamin D und körperliche Übungen sorgen. Seien Sie wachsam im Hinblick auf erste Anzeichen von Osteoporose – Verlust an Körpergröße, Rundwerden der Schultern, Änderungen in der Körperhaltung und Schmerzen in der unteren Rückenpartie. Wenn sich diese Symptome verstärken, müssen Sie und Ihr Arzt die Notwendigkeit einer energischen Therapie neu überdenken. Der Idealfall wäre darum eine alljährliche Untersuchung auf Knochenverlust mittels einer der in Kapitel 5 dargestellten Methoden.

8

Wenn Sie bereits
Osteoporose haben

Auch wenn die Osteoporose bei Ihnen schon eine gewisse Fehlbildung oder Gebrechlichkeit verursacht haben sollte, gibt es für Sie eine Reihe geeigneter Maßnahmen, die Sie treffen können, um einen weiter fortschreitenden Knochenverlust zu verhüten. Gleichzeitig können Sie damit die Gefahr, Frakturen zu erleiden, wesentlich verringern. Nun gibt es leider kein Mittel, das einen zusammengebrochenen Wirbelknochen wieder in den alten Zustand zurückversetzt, einen Matronenbuckel wieder streckt oder verlorene Körpergröße zurückgewinnt. Aber mindern kann eine Behandlung den Knochenverlust sehr wohl, vielleicht sogar völlig zum Stillstand bringen; es sind sogar Fälle bekannt, bei denen die Knochenmasse tatsächlich wieder zugenommen hat.

Alle Frauen, die Wirbelknochen-, Handgelenk- oder Oberschenkelhalsfrakturen erlitten haben, sollten behandelt werden. »Behandlung« ist in diesem Zusammenhang vielleicht ein falscher Ausdruck, denn die Osteoporose ist keine Krankheit, die man behandeln, heilen und dann vergessen kann. »Management«, d. h. die Anwendung einer geschickten Taktik, wäre sicherlich eine bessere Bezeichnung, denn die Therapie muß so lange fortgesetzt werden, bis der Knochenverlust auf natürliche Weise absinkt. Für viele Frauen bedeutet das eine lebenslange Aufgabe.

Was Sie gegen eine Verschlimmerung Ihrer Osteoporose tun können

Ernährung

Die Ernährungsempfehlungen, die wir Ihnen zur Verhütung der Osteoporose gegeben haben, gelten gleichermaßen auch bei jedem taktischen Programm, d. h., Sie sollten jeden Tag mindestens 1200 bis 1400 Milligramm Kalzium und 400 Einheiten Vitamin D zu sich nehmen. Da es für den Körper wichtig ist, soviel Kalzium wie nur möglich zu absorbieren, müssen Sie auf die »Knochenräuber« ganz besonders aufpassen: Die Rede ist von großen Mengen an Protein, Rind- und Hammelfleisch, Kaffee, Salz, Fasern, Oxalaten und Phytaten. Wenn Sie rauchen, machen Sie jetzt Schluß damit. Auch Alkohol sollten Sie jetzt nur noch sehr mäßig trinken, denn er kann die Absorption des für Sie wichtigen Kalziums verhindern; Alkoholika können aber auch durch die Verursachung eines Leberschadens die Fähigkeit Ihres Körpers beeinträchtigen, aktiviertes Vitamin D zu produzieren.

Körperliche Übungen

Auch wenn Sie nie zuvor Sport oder Gymnastik betrieben haben – jetzt sollten Sie damit anfangen. Sie müssen allerdings darauf achten, zwischen heilkräftigen Übungen, welche die Bildung neuer Knochen anregen, und einer übermäßigen Anstrengung zu unterscheiden. Denn eine Überbeanspruchung Ihres Körpers würde die Gefahr weiterer Frakturen erheblich steigern. Joggen ist zum Beispiel für Frauen mit Osteoporose völlig ungeeignet, da die rüttelnden und heftigen Bewegungen das Skelett schnell schädigen können.

Tägliches Spazierengehen ist dagegen besonders empfehlenswert. Da es nicht anstrengend ist, sollten Sie zweimal täglich spazierengehen, und zwar einmal am Morgen, um so richtig gelenkig zu werden, und dann wieder am Spätnachmittag oder

Rückenübungen für Osteoporotikerinnen

Diese Übungen sollten fünfmal in der Woche auf einem harten Bett oder auf einem weichen Teppich auf dem Boden durchgeführt werden.

Entspannen Sie sich nach jeder einzelnen Übung, indem Sie flach liegen und die Füße in der Ausgangsposition halten. Anfangs sollte jede Übung nur einmal erfolgen, dann sollten Sie langsam auf fünf bis zehn Wiederholungen steigern; das hängt von Ihrer allgemeinen körperlichen Verfassung und den Empfehlungen des Arztes ab. Bei wachsender Beweglichkeit können die Übungen durch 50- bis 100maliges, teilweises Aufrechtsetzen ergänzt werden.

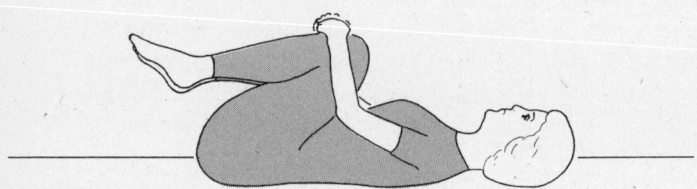

1. Legen Sie sich mit angewinkelten Beinen auf den Rücken und bringen Sie beide Knie so nah wie möglich an die Brust; bleiben Sie in dieser Stellung und zählen Sie bis 5.

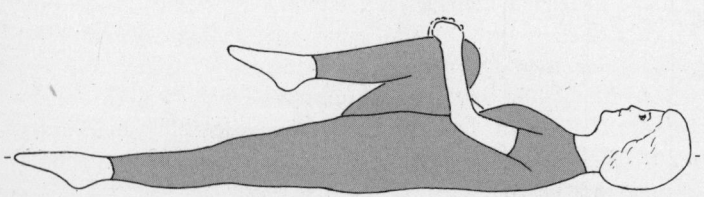

2. Führen Sie ein Knie an die Brust, während Sie das andere Bein völlig ausstrecken; bleiben Sie in dieser Stellung und zählen Sie bis 5.

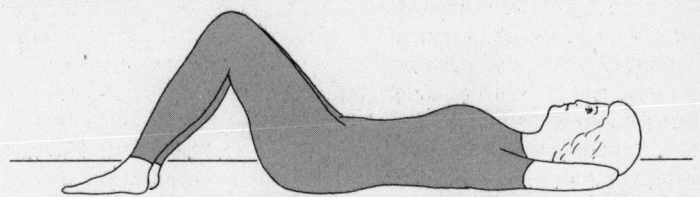

3. Beugen Sie die Knie und halten Sie die Füße flach auf dem Boden; drücken Sie das Kreuz durch Anspannen der Gesäß- und Bauchmuskeln gegen den Untergrund. Bleiben Sie in dieser Stellung und zählen Sie bis 5.

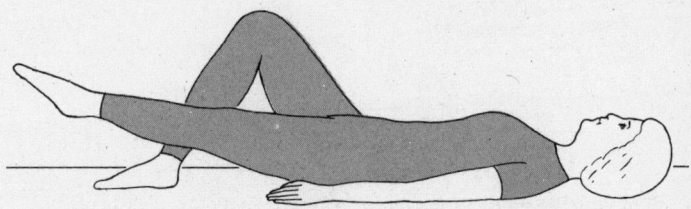

4. Während Sie ein Bein gebeugt halten, heben Sie das gestreckte Bein 15 bis 30 Zentimeter mit gestrecktem Knie hoch. Senken Sie das Bein so langsam wie möglich.

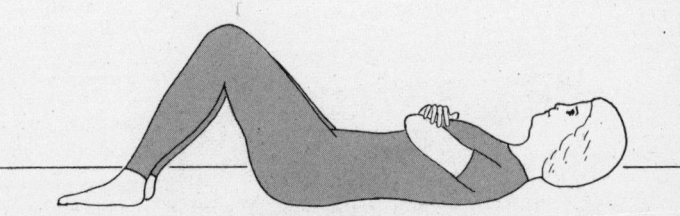

5. Beugen Sie die Knie und legen Sie die Arme über die Brust; heben Sie Kopf und Schultern. Bleiben Sie in dieser Stellung und zählen Sie bis 3.

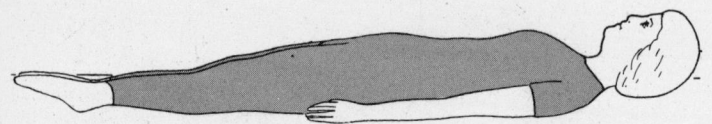

6. Strecken Sie die Beine aus, die Arme liegen dabei flach an den Seiten; heben Sie Kopf und Schultern. Bleiben Sie in dieser Stellung und zählen Sie bis 3.

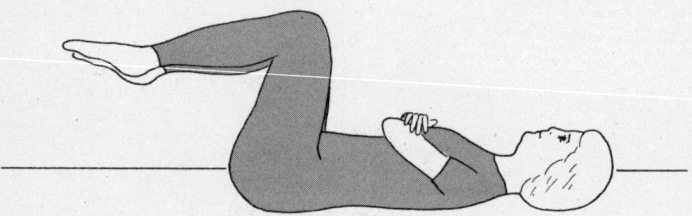

7. Strecken Sie beide Beine aus und legen Sie die Arme über die Brust; bringen Sie beide Beine gleichzeitig an die Brust. Kehren Sie in die ausgestreckte Lage zurück, wobei die Fußknöchel den Boden nicht berühren sollen.

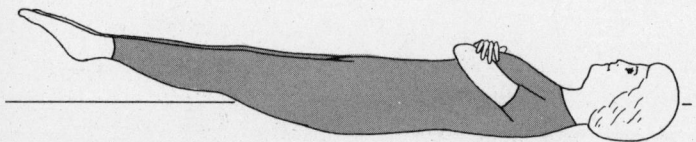

8. Strecken Sie die Beine aus und legen Sie die Arme über die Brust; heben Sie die Beine 15 bis 30 Zentimeter. Bleiben Sie in dieser Stellung und zählen Sie bis 3, senken Sie dann langsam die Beine.

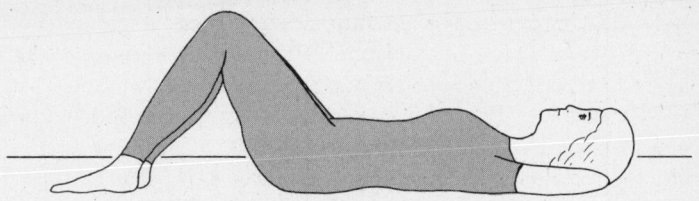

9. Legen Sie die Hände hinter den Hals und halten Sie dabei die Knie gebeugt; drücken Sie die Ellenbogen auf den Boden. Bleiben Sie so lange in dieser Stellung, bis Sie bis 5 gezählt haben.

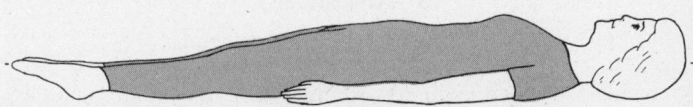

10. Sie liegen flach auf dem Rücken; pressen Sie die Schulterblätter zusammen, wobei Sie das Kinn gegen die Brust drücken. Bleiben Sie so lange in dieser Stellung, bis Sie bis 5 gezählt haben.

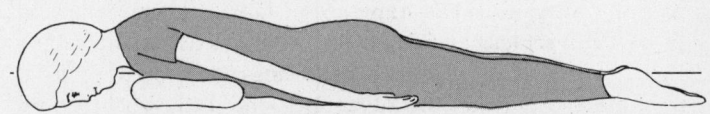

11. Legen Sie sich mit einem unter die Brust gelegten Kissen auf den Bauch; pressen Sie die Schulterblätter zusammen, wobei Sie das Kinn gegen die Brust drücken. Bleiben Sie so lange in dieser Stellung, bis Sie bis 5 gezählt haben.

Abend, um in Bewegung zu bleiben. Falls Sie sich im Augenblick in schlechter körperlicher Verfassung befinden, ist vielleicht folgendes Spaziergangsprogramm zu empfehlen: Beginnen Sie, vorzugsweise in einem Gelände mit einigen Steigungen, mit einem fünfminütigen Spaziergang. Schreiten Sie dabei möglichst lebhaft aus. Verlängern Sie diesen Spaziergang jede Woche um eine Minute, bis Sie ganz allmählich bei 20 Minuten angelangt sind; gehen Sie dabei rasch und machen Sie keine Pause.

Als eine weitere gut geeignete Sportart für Frauen, bei denen die Osteoporose erst seit kurzem manifest ist, wäre Schwimmen zu empfehlen; denn gerade diese Form körperlicher Betätigung entfaltet ihre heilende Wirkung, ohne das bereits geschwächte Skelett übermäßig zu belasten. Ebenso wie beim Spazierengehen sollten Sie hier langsam anfangen und Ihr Pensum von Woche zu Woche ganz allmählich steigern.

Ziel aller dieser körperlichen Betätigungen ist es, die zyklische Entwicklung der Fraktur-Gefährdung zurückgehen zu lassen oder sie doch wenigstens zu stabilisieren. Sobald dieser Status erreicht ist – das mag, gerechnet von der ersten Fraktur, ein Jahr oder vielleicht auch noch etwas länger dauern –, sollte man das Übungsprogramm schrittweise steigern. Wieviel und welche Art körperlicher Betätigung nun genau zur maximalen Steigerung des Knochenwachstums erforderlich wäre, ist leider nicht bekannt. Aber es ist klar, daß die durch den Muskulaturaufbau zusätzlich bewirkte Stützung des geschwächten Skeletts nur zu Ihrem Besten ist. Vielleicht sprechen Sie mal mit einem Heilgymnasten oder einer Heilgymnastin darüber, und entwickeln Sie gemeinsam ein individuell überwachtes Programm zur Verbesserung Ihrer Muskelleistung. Zehn Jahre oder noch länger haben Sie den schleichenden Verlust an Knochensubstanz hingenommen; arbeiten Sie also ab jetzt langsam, aber progressiv daran, die Substanzverluste zu stoppen und ihre Knochen statt dessen wieder aufzubauen. Nur Mut! Sie schaffen das!

In vielen Heilbädern existieren übrigens besondere Schwimmbecken, in denen sich Frauen mit Osteoporose bewegen können. Die Wassertemperatur entspricht genau der Körpertemperatur, nämlich 37° C, und das Wasser reicht bis zur Brust. Unmittelbar

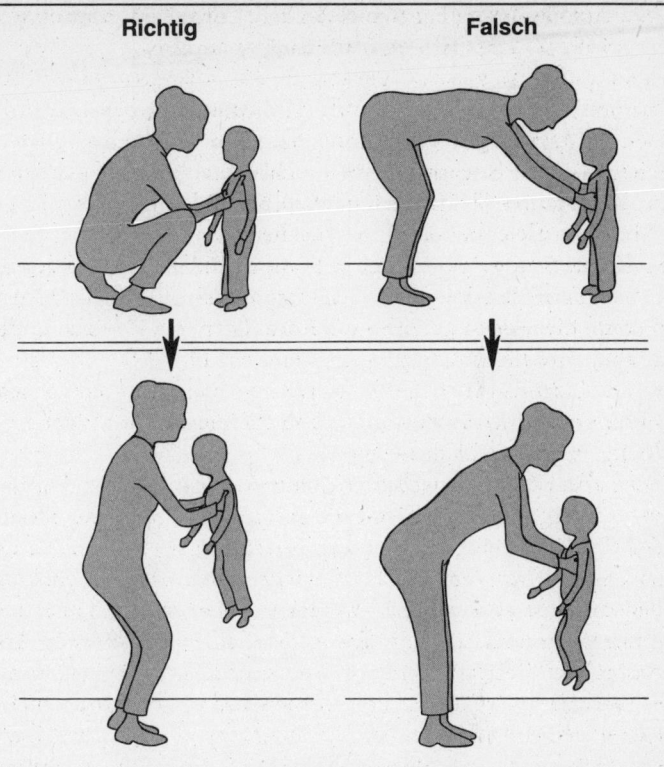

Richtig | **Falsch**

Die richtige Weise, etwas vom Boden aufzuheben. Gebrauchen Sie ihre Beine, nicht den Rücken! Beugen Sie die Knie, wenn Sie schwere Gegenstände hochheben, damit Sie den Rücken nicht zu sehr belasten und weitere Kompressionsfrakturen verhüten.

unter der Wasseroberfläche befindliche Hilfen bieten den Frauen Halt, wenn sie eine Reihe von Übungen zur Kräftigung des Rückgrats ausführen.

Dieselben Übungen kann man auch daheim in einer Badewanne und später, wenn die Frakturen gut geheilt sind, auf dem Fußboden oder auf einem harten Bett durchführen: zweimal täglich jeweils 30 Minuten – und zwar Ihr Leben lang.

Medikamente beim praktischen Vorgehen gegen die Osteoporose: Eine Auswahl

Vernünftige Ernährung und zweckdienliches Körpertraining sind für Frauen mit Osteoporose sozusagen Pflichtübungen. Aus sich selbst heraus können sie aber weder den Prozeß des Knochenverlustes aufhalten noch die Gefahr der Entstehung neuer Frakturen mindern. Eine Kombination der medikamentösen Behandlung mit gezielten Maßnahmen der Ernährung und der Gymnastik kann jedoch die heilsamen Wirkungen der Medikamente erhöhen und damit definitiv auch eine Herabsetzung der erforderlichen Dosierungen erlauben.

Östrogen und Kombinationen von Östrogen-Gestagen: Die Östrogentherapie ist das bislang am gründlichsten erforschte und deshalb auch in weitesten Kreisen anerkannte Mittel zur Behandlung einer manifest gewordenen Osteoporose. Wenn dieses Mittel nun schon nicht als erstes zur Vorbeugung eines drohenden Knochenverlustes angewandt wurde, so kann es doch zumindest einen bereits begonnenen Prozeß des Knochenverlustes zum Stillstand bringen. Osteoporotische Frauen, die Östrogen einnehmen, sind vor weiterem oder erhöhtem Knochenverlust sowie vor Frakturen besser geschützt als jene, die keine Östrogene nehmen.

Es gibt zwar noch keine endgültigen Untersuchungen darüber, welche geringstmögliche Dosierung für eine optimale Wirkung der Östrogene gegen die Osteoporose erforderlich ist; aber man nimmt allgemein an, daß die Dosierung bei einer bereits vorhandenen Osteoporose größer sein muß, als wenn sie lediglich zur Vorbeugung dient. Wenn also Ihr Uterus nicht entfernt worden ist und bei Ihnen eine Östrogentherapie gegen die Osteoporose durchgeführt wird, ist es unerläßlich, daß Sie sich zum Schutz der Gebärmutterschleimhaut (und wahrscheinlich auch der Brüste) vor Überreizung durch Östrogene, auch einer monatlichen Gestagenbehandlung unterziehen. Da Gestagene die Eigenschaft zu haben scheinen, die Knochen vor den auflösenden Wirkungen der Nebennierenhormone zu bewahren, und weil sie offensichtlich auch die Bildung neuer Knochensubstanz anregen, kann die Gabe einer solchen Medikamentenkombination die Heilwirkungen der Östrogentherapie nur steigern.

Dieselben Vorsichtsmaßnahmen, die man bei einer präventiven Östrogentherapie treffen muß, sind auch bei einer Therapie im Sinne eines taktischen Vorgehens gegen die Osteoporose zu treffen. Es bedarf einer regelmäßigen Untersuchung des Körpers allgemein, des Beckens und der Brust, der Vornahme eines Papanicolaou-Schleimhautabstrichs, der Feststellung des Blutdrucks und einer Gewebsuntersuchung im Bereich des Endometriums.

Anabolische Steroide oder Androgene: Kürzlich durchgeführte Untersuchungen haben gezeigt, daß anabolische Steroide oder Androgene möglicherweise den Knochenverlust in einer ähnlichen Weise verlangsamen, wie das bei den Östrogenen der Fall ist. Forscher berichteten, daß sich das Auftreten ungünstiger Nebenwirkungen (unerwünschtes Wachstum von Gesichts- und Körperhaaren, Akne und ein Tieferwerden der Stimme) durch die Gabe beider Medikamente in einem Schema von »drei Wochen ja, eine Woche nein« fast völlig ausschalten läßt. Langzeituntersuchungen, die Heilwirkungen, aber auch mögliche Gefahren beim Einsatz von anabolischen Steroiden und von Androgenen feststellen könnten, haben noch nicht stattgefunden. Bis das geschehen ist, kann man das Verabreichen dieser Präparate für osteoporotische Frauen, die keine Östrogene nehmen sollen, immerhin noch als eine vertretbare Behandlungs-Alternative ansehen.

Kalzitonin: Ausgehend von der Tatsache, daß natürliches Kalzitonin die Eigenschaft hat, den Knochenabbau zu verhindern, behandelte man Frauen mit Osteoporose auch mit Injektionen von synthetischem Kalzitonin. Anfangs waren die Behandlungsergebnisse sehr ermutigend, denn man beobachtete ein geringfügiges Anwachsen der Knochenmasse. Vor kurzem durchgeführte Nachuntersuchungen zeigten aber, daß innerhalb eines Jahres bei den meisten Patientinnen eine deutliche Resistenz gegen die Heilwirkungen des Kalzitonins eintritt, was die Behandlung ineffektiv macht. Ein weiteres Problem liegt darin, daß Kalzitonin durch Injektionen gegeben werden muß. Dennoch verwendet man dieses Medikament in Europa bereits, und auch in den USA wird es als Heilmittel gegen die Osteoporose bald eingeführt sein.

Fluor: Vor kurzem haben Veröffentlichungen über Erfolge der Fluortherapie einige Aufmerksamkeit erregt. Von allen bisher erforschten Behandlungsmitteln scheint Fluor nämlich das einzige Mittel zu sein, das tatsächlich ein Ansteigen der Knochenmasse bewirkt. Umstritten ist jedoch die Frage, ob der neugebildete Knochen normal zusammengesetzt ist. Einige Wissenschaftler halten ihn für zu spröde und daher für leicht zerbrechlich. Neuere Ergebnisse lassen aber den Schluß zu, daß das nicht der Fall ist und die Fluortherapie die Gefahr künftiger Frakturen tatsächlich mindern kann.

Hinsichtlich des Gebrauchs von Fluor zur Behandlung der Osteoporose gibt es drei Grundprobleme: 1. Ein Drittel der Patientinnen sprechen auf die Behandlung überhaupt nicht an; 2. bei einem Drittel der Patientinnen zeigen sich beim Einsatz von Fluor ernste Gegenreaktionen, die von Gelenkschmerzen über Schwellungen bis zu Blutungen im Magen-Darm-Bereich reichen; 3. die optimale Dosis für Fluorgaben ist noch nicht bekannt. Man weiß auch noch nicht, wie lange man eine Fluortherapie risikolos durchführen kann – die meisten Forscher meinen, fünf Jahre seien die Grenze.

Vitamin D: Früher hat man angenommen, daß zur Normalisierung des Kalziumgleichgewichts im Körper große Dosen von Vitamin D erforderlich seien. Heute wissen wir, daß übermäßig große Mengen von Vitamin D – gemessen im Vergleich zur Einnahme von Kalzium – zu einem noch stärkeren Knochenverlust anregen können.

Vorsicht ist auch geboten, wenn Sie eines der neuerdings angebotenen aktivierten Vitamin-D-Präparate einnehmen. Diese Verbindungen sind synthetische Derivate jenes Typs, der normalerweise durch die Nieren erzeugt wird, und sie sind äußerst stark. Sie können beispielsweise so viel Kalzium aufbieten, daß sich Nierensteine bilden. Aktiviertes Vitamin D ist kein »Routine«-Mittel zur Behandlung der Osteoporose; wenn es verschrieben wird, muß ein Arzt, der über den Gebrauch dieses Mittels Bescheid weiß, die Anwendung streng überwachen. Von Personen mit Nierenleiden abgesehen, die außerstande sind, aktiviertes Vitamin D zu synthetisieren, werden die meisten Osteoporotikerinnen wohl auch mit dem herkömmlichen Vitamin D auskommen.

Ein anderes neues Präparat – Calcifediol – arbeitet wie ein teilweise aktiviertes Vitamin D; es entspricht dem Typ, der durch die Leber aufgebaut wird. Um biologisch vollständig zu wirken, muß es durch die Nieren in die vollaktive biologische Form – aktiviertes Vitamin D – umgewandelt werden. Toxische Nebenwirkungen sind bei dieser Verbindung weniger wahrscheinlich. Langzeituntersuchungen über den Nachweis der Heilwirkung und der Sicherheit dieses »neuen« Vitamin-D-Präparates sind zur Zeit nicht vorhanden.

Was bringt die Zukunft?

Leider zeigt sich noch kein neues Wundermittel am Horizont. Künftige Forschungen hinsichtlich des taktischen Vorgehens gegen eine manifest gewordene Osteoporose werden sich zweifellos auf die Frage zu konzentrieren haben, welche Therapiekombinationen den Knochenverlust zum Stillstand bringen und wie sich die Bildung neuer Knochen mit geringstmöglichem Risiko anregen läßt. Aber auch zur Klärung der Frage, welche Behandlungsweise für die einzelne Patientin die beste ist, wird noch viel Arbeit zu leisten sein. Ein Idealzustand wird erst erreicht sein, wenn sich der Sachzwang zur Behandlung dadurch verringert, daß sich junge Frauen des Risikos der Osteoporose bewußt werden und lernen, wie leicht man der Osteoporose vorbeugen kann.

9

Wie Sie Ihre Tochter vor der Osteoporose bewahren können

Die Voraussetzungen für ein gesundes Skelett werden bereits im Mutterleib geschaffen. Schützen Sie also durch die Einnahme von genügend Kalzium während der Schwangerschaft Ihre eigenen Knochen und die Ihres Babys. (Der Kalziumbedarf während der Schwangerschaft erhöht sich von 400 Milligramm bis auf insgesamt 1200 Milligramm.) Versuchen Sie alles zu vermeiden, was zu einer Frühgeburt führen kann: Denn bei einem nach einer normalen Schwangerschaftsdauer geborenen Kind erhöht sich innerhalb der ersten 12 Wochen seines Lebens die Mineralstoffmenge in den Knochen um 46 Prozent; bei Kindern, die 8 bis 10 Wochen zu früh geboren sind, erhöht sich die Mineralstoffmenge dagegen nur um 12 Prozent.

Motivieren Sie Ihre Tochter, während ihrer Kindheit und Jungmädchenzeit regelmäßig Gymnastik und Sport zu betreiben. Sorgen Sie pädagogisch geschickt dafür, daß sie keine Konserven und keine Limonaden mit hohem Phosphorgehalt zu sich nimmt. Eine nahrhafte und ausgewogene Kost ist eine gute Knochenversicherung. Halten Sie Ihre Tochter, wenn sie Teenager geworden ist, von strengen Schlankheitsdiäten ab. Meiden Sie die »Knochenräuber«. Versuchen Sie, Ihre Tochter von Alkohol und vom Rauchen abzuhalten. Denken Sie daran, daß die Jugendjahre die Jahre sind, in denen sich die Knochen aufbauen; in dieser Zeit steigt die Knochenmasse alljährlich um 10 Prozent.

Bringen Sie ihr eine vernünftige Ernährungsweise und die Gewöhnung an gezielte Gymnastik bei, damit sie dies wie selbstverständlich beibehält, wenn sie in das gebärfähige Alter kommt. Orale Schwangerschaftsverhütungsmittel tragen, wenn deren Einnahme aus medizinischen oder anderen Gründen nichts entgegensteht, zur Vermehrung der Knochensubstanz bei. Auch eine Schwangerschaft kann ihren Knochen guttun. Der Knochenverlust in der Wirbelsäule setzt zwar ab etwa 20 Jahren ein, die Gesamtknochenmasse steigt aber noch bis um das 35. Lebensjahr an.

Für Sie und Ihre Tochter gilt: Informieren Sie sich und finden Sie heraus, welche einschlägigen Hilfen an Ihrem Wohnort zur Verfügung stehen. Sorgen Sie dafür, daß Sie in den Jahren vor und nach dem Klimakterium eine zweckentsprechende Gymnastik treiben und die Kalziumzufuhr erhöhen; denken Sie aber auch reiflich darüber nach, ob Sie nicht auf eine mehr vegetarisch ausgerichtete Ernährung umsteigen sollten. Lassen Sie, wenn möglich, bis zu Ihrem 65. Lebensjahr, regelmäßig den Zustand Ihrer Knochen prüfen.

10

Fallbeispiele

Bei den hier vorliegenden Fallbeispielen handelt es sich um tatsächlich erlebte Krankengeschichten, die im Rahmen der Osteoporose-Reihenuntersuchung im Zentrum für klimakterische Studien an der Universität Florida aufgezeichnet wurden. Sie sollen zur Illustration der vielfältigen Varianten dienen, die auf die Gesundheit der Knochen einer Frau Einfluß haben können. Darüber hinaus sollen sie zeigen, wie und was die Betroffenen aus diesen Fällen für sich lernten. Wenn auch das Schicksal jeder der hier beschriebenen Frauen ein anderes ist, so finden Sie gewiß auch Situationen, die Ihrer eigenen Lage ähneln.

Die hier angegebenen Mineralgehalts-Bestimmungen bei jeder einzelnen Frau erfolgten mit Densitometern, wobei ein einfacher Photonabsorptionsmesser verwendet wurde.

Frauen ohne äußere Anzeichen von Osteoporose

Susanne

Susanne ist 35 Jahre alt, hat sehr helle Haut, ist 1,68 Meter groß und wiegt 55,3 Kilo. Sie war einmal schwanger, mit normaler Schwangerschaftsdauer. Da sie adoptiert wurde, kennt sie ihre Familiengeschichte nicht. Susanne leidet an Epilepsie, wogegen sie zwei verschiedene Arten von Antikonvulsiva einnimmt, und an rheumatischer Arthritis; dagegen nimmt sie regelmäßig steroidfreie entzündungshemmende Mittel. Unter dieser Medikation stand sie 10 Jahre. Einige Zeit davor hatte sie 6 Monate lang Empfängnisverhütungstabletten eingenommen.

Susanne raucht täglich eine Schachtel Zigaretten, und zwar seit 15 Jahren. Sie trinkt täglich sechs bis acht Gläser alkoholfreie Getränke. Kaffee trinkt sie nicht. An Alkohol konsumiert sie lediglich etwa zwei Gläser Wein pro Woche. Sie betreibt keine regelmäßigen körperlichen Übungen.

Ihre tägliche Kalziumeinnahme betrug schätzungsweise etwa 600 Milligramm und ihre tägliche Einnahme von Vitamin D schätzungsweise weniger als 100 Einheiten.

Anteil von Mineralstoffen in den Knochen: 0,92 Gramm pro Zentimeter; das ist für ihr Alter normal.

Bemerkungen: Trotz einer Anzahl von Risikofaktoren, wie Medikamente gegen Anfälle, Rauchen und erhebliche Einnahme phosphorreicher Limonaden, hat Susanne die Knochenreife mit einer normalen Menge von Knochenrinde erreicht. Alle diese Risikofaktoren sind geeignet, die Absorption und den Metabolismus der bereits beeinträchtigten Einnahme von Kalzium und Vitamin D zu stören. Ein noch hinzukommendes Risiko ist ihre Arthritis.

Empfehlungen: Susanne kann die Medikation gegen ihre epileptischen Anfälle und ihre Arthritis nicht einfach absetzen; ihr wurde aber geraten, die nicht notwendigen Risikofaktoren, nämlich den Konsum von Zigaretten und phosphorhaltigen Limonaden einzuschränken. Um den natürlichen, altersbedingten Knochenverlust, der bald eintreten wird, auszugleichen, legte man ihr nahe, die tägliche Kalziumzufuhr entweder durch Ernährung oder durch Kalziummittel auf 1000 bis 1200 Milligramm und die tägliche Zufuhr von Vitamin D auf 400 Einheiten zu steigern. Auch regelmäßige Gymnastik kann ihr helfen. Wegen der Arthritis, die hauptsächlich ihre rechte Körperhälfte betrifft, muß Susanne eine Gymnastik betreiben, die dieses Leiden nicht verschlimmert. Zur Steigerung und Erhaltung der Flexibilität der Gelenke empfahl man ihr, täglich zu schwimmen; zur Kräftigung der Knochen und der Muskulatur im Oberkörper wurde ein strukturiertes Trainingsprogramm mit

Gewichten (wie zum Beispiel das Nautilus-Programm) verordnet. Da Susanne auch in Zukunft Mittel gegen ihre Anfälle benötigt, besteht bei ihr die Gefahr eines raschen Knochenverlustes. Ihr wurde geraten, zwecks Untersuchung der Knochendichte regelmäßig wiederzukommen.

Ursula

Ursula ist 37 Jahre alt und hat eine helle Haut. Sie ist Mutter eines Kindes. In ihrer Familie ist die Osteoporose häufig vertreten – sowohl ihre Mutter als auch eine Tante mütterlicherseits sind davon betroffen. Zwei Jahre lang hat sie die »Pille« genommen. Sie leidet an einem Ulkus.

Ursula hat lange Zeit erhebliche Mengen von Antacida eingenommen. In der Woche trinkt sie zwei bis drei Gläser Wein; sie ist Nichtraucherin und betreibt weder Sport noch eine bestimmte Gymnastik.

Die tägliche Kalziumeinnahme betrug schätzungsweise 600 Milligramm, die tägliche Einnahme von Vitamin D schätzungsweise 50 Einheiten.

Anteil von Mineralstoffen in den Knochen: 0,82 Gramm pro Zentimeter, was unter dem ihren Alter entsprechenden Durchschnitt liegt; das deutet darauf hin, daß ihr Knochenvolumen sich im unteren Bereich befindet und sie wahrscheinlich eine Tendenz in Richtung spontaner Frakturen entwickelt.

Bemerkungen: Ursula hat ihre Knochenreife in einem bereits beeinträchtigten Stadium erreicht. Die Ursache hierfür ist vielleicht genetisch bedingt, da sowohl ihre Mutter als auch ihre Tante an Osteoporose leiden; eine weitere Ursache kann aber auch mit dem Gebrauch von Antacida, der niedrigen Kalzium- und Vitamin-D-Zufuhr oder mit dem Mangel an körperlichen Übungen zusammenhängen. Höchstwahrscheinlich wurde Ursulas Zustand durch alle diese Gegebenheiten gemeinsam verursacht.

Empfehlungen: Gegen ihre genetischen Anlagen kann Ursula nichts tun. Ihr wurde geraten, ihre Magenprobleme neu zu überdenken und sich ein anderes Mittel als Antacida verschreiben zu lassen – beispielsweise eines der neuen Antihistamin-Präparate, die auch gegen Ulzera geeignet sind – oder ein nicht auf Aluminium basierendes Antacid zu nehmen.

Ihre Kalzium- und Vitamin-D-Zufuhr muß auf eine ihrem Alter angemessene Höhe gesteigert werden: täglich 1000 Milligramm Kalzium und 400 Einheiten Vitamin D. Dadurch erwächst Ursula ein Problem, denn Kalziummittel fördern die Sekretion von Magensäure und diese wiederum kann ihr Magengeschwür verschlimmern. Wir legten ihr daher nahe, eines der auf Kalzium basierenden Antacida zu benutzen. Es würde auf das Magengeschwür lindernd wirken und gleichzeitig die Kalziumzufuhr anheben. Besonders wichtig ist, daß Ursula mindestens eine Tablette zur Nachtzeit einnimmt; denn das ist die Zeit, in der das Magengeschwür aufgrund der Leere des Magens besonders aufflackern kann und der größte Kalziumverlust eintritt.

Ursula hat Spaß am Wandern, Spazierengehen und Joggen. Um einen übermäßigen Knochenverlust verhüten zu helfen, empfahlen wir ihr, dreimal in der Woche 20 Minuten zu joggen. Bis die Menge des Knochenverlustes manifest geworden ist und sich stabilisiert hat, wird der Gehalt an Mineralstoffen in den Knochen in sechsmonatigen Abständen wiederholt untersucht. Sodann erfolgt eine Überprüfung einmal im Jahr.

Margaret

Margaret ist 47 Jahre alt, rothaarig, sie hat eine helle Haut und Sommersprossen. Sie ist 1,63 Meter groß und wiegt 54 Kilo. Sie hat vier Kinder. Ungefähr fünf Jahre lang hat sie die »Pille« genommen. Ihre Mutter bekam im Alter von 80 einen »Matronenbuckel«.

Margaret hat 27 Jahre lang Zigaretten geraucht und wurde in den letzten 10 Jahren eine starke Raucherin (mindestens eine Schachtel täglich). Sie trinkt täglich ein Glas Wein und gelegentlich zwei oder drei Cocktails. Sie trinkt täglich drei Tassen

Kaffee und ißt mindestens viermal in der Woche Rind- oder Hammelfleisch. Drei- oder viermal pro Woche betreibt sie körperliche Übungen: 30 Minuten Tanzgymnastik und über anderthalb Kilometer rasches Gehen. Medikamente nimmt sie nicht regelmäßig ein.

Die Kalziumzufuhr (einschließlich täglich einer eisenhaltigen Multivitamintablette) betrug schätzungsweise täglich 680 Milligramm und die tägliche Einnahme von Vitamin D 800 Einheiten. *Anteil von Mineralstoffen in den Knochen:* 0,88 Gramm pro Zentimeter, was für ihr Alter normal ist.

Bemerkungen: Für ihr Alter ist Margarets Knochendichte normal. Ihre viermalige Schwangerschaft und der Gebrauch von oralen Schwangerschaftsverhütungsmitteln waren wahrscheinlich bedeutende Faktoren, die das nun 27 Jahre dauernde Rauchen wettmachten. Die Osteoporose ihrer Mutter entwickelte sich erst in höherem Alter und war aller Wahrscheinlichkeit nach altersbedingt.

Empfehlungen: Obwohl ihr Knochengleichgewicht positiv ist (d. h. es sind noch ausreichend Knochenbestände gespeichert), legten wir Margaret nahe, das Rauchen einzuschränken, am besten damit ganz aufzuhören, und zu versuchen, ihren Alkoholkonsum auf ein Glas Wein oder einen Cocktail pro Tag zu beschränken. Da sie in den Jahren vor dem Klimakterium steht, sollte ihre Kalziumzufuhr auf mindestens 1200 Milligramm am Tag gesteigert werden. Die tägliche Einnahme von Vitamin D sollte auf 400 Einheiten pro Tag sinken. Wir empfahlen ihr ferner, die Mengen von Rind- oder Hammelfleisch, die sie ißt, allmählich zu verringern.

Margaret hat Freude an der Gesellschaft in ihrer Tanzstunde ebenso wie am Spazierengehen und Wandern in der schönen Umgebung ihrer Nachbarschaft. Wir empfahlen ihr, diese Körperertüchtigung fortzusetzen und das Spazierengehen auf etwa drei bis fünf Kilometer pro Tag zu steigern. Zur Überprüfung, ob diese Maßnahmen ausreichend sind, sie vor einem überdurchschnittlichen Verlust an Knochensubstanz zu bewahren, wird sie in einem Jahr nochmals untersucht.

Carola

Carola ist 36 Jahre alt, 1,60 Meter groß und wiegt 57 Kilo. Sie ist blond und hat eine sehr helle Haut. Sie ist Mutter von zwei Kindern. Vier Jahre lang hat sie die »Pille« genommen, und ein Jahr lang nahm sie ein Schilddrüsenpräparat. Ihre 66 Jahre alte Mutter hat Kompressionsfrakturen an der Wirbelsäule, auffällige Veränderungen der Körperhaltung und kurz zurückliegende Rippenfrakturen.

Carola ist Nichtraucherin. Einmal in der Woche trinkt sie zwei oder drei Gläser Wein, und etwa zweimal in der Woche ißt sie Rind- oder Hammelfleisch. Sie geht spazieren, joggt oder fährt dreimal in der Woche insgesamt etwa 5 Kilometer mit dem Fahrrad. Zweimal wöchentlich nimmt sie jeweils eine Stunde an einer Jazzgymnastik teil. Ihre Kalziumzufuhr betrug schätzungsweise täglich 800 Milligramm und die tägliche Einnahme von Vitamin D 400 Einheiten.

Anteil von Mineralstoffen in den Knochen: 0,86 Gramm pro Zentimeter, das liegt knapp unter dem für ihr Alter typischen Durchschnitt.

Bemerkungen: Wir können nicht mit Sicherheit sagen, weshalb Carola die Knochenreife mit einer verringerten Knochenmasse erreicht hat. Allerdings hatten ihre Mutter bzw. nahe Verwandte auch die Osteoporose; außerdem ist sie wegen der Schilddrüse in Behandlung, was bekanntlich bei einer Frau die Gefahr eines Knochenverlustes erheblich erhöht.

Empfehlungen: Carola ist in ihre Knochenverlustphase mit einer leicht verminderten Knochenmasse eingetreten. Wenn auch bei ihr zur Zeit ganz gewiß nicht die Gefahr einer spontanen Fraktur besteht, so sollte sie doch sorgfältig auf alle die Faktoren achtgeben, die von jetzt an ihre Knochenverlustrate erhöhen könnten.

Sie sollte ihre Kalziumzufuhr auf 1200 Milligramm pro Tag steigern und ihre Körperübungen fortsetzen. Wir haben ihr empfohlen, alljährlich wiederzukommen, damit wir die Menge ihres Knochenverlustes feststellen können. Wenn diese Menge im Jahr ein Prozent überschreitet, dürfte Carola einst zu den

nachklimakterischen Frauen gehören, die sich einer Hormontherapie unterziehen. Es ist unser Ziel, ihre Knochen bis dahin in
einem möglichst guten Zustand zu erhalten.

Anne

Anne ist 26 Jahre alt, 1,55 Meter groß, sie wiegt 53 Kilo. Das
Klimakterium erreichte sie aufgrund eines chirurgischen Eingriffs. Im Alter von 22 Jahren wurde bei ihr wegen einer chronischen Beckeninfektion eine Hysterektomie mit einer Ovarektomie (die Gebärmutter und beide Eierstöcke wurden entfernt)
durchgeführt. Seit dem Eingriff nahm Anne täglich 1,25 Milligramm PRESOMEN*. Die »Pille« hat sie nie genommen. Sie hat
keine Kinder und ist über die Krankengeschichte ihrer Familie
hinsichtlich der Osteoporose nicht unterrichtet.

Anne raucht täglich eine Schachtel Zigaretten, und zwar schon
seit etwa 9 Jahren. Alkohol trinkt sie selten. Täglich trinkt sie
zwei Tassen Kaffee und ein alkoholfreies Getränk. Ihre körperlichen Übungen bestehen in der Teilnahme an einem Jazzgymna-
stikprogramm zweimal in der Woche, in 20minütigem Spazierengehen täglich und in »häufigem« Fahrradfahren.

Ihre tägliche Kalzium- und Vitamin-D-Zufuhr beträgt 1,380
Milligramm bzw. 590 Einheiten.

Anteil von Mineralstoffen in den Knochen: 0,9 Gramm pro
Zentimeter, was für eine Frau ihres Alters normal ist.

Bemerkungen: Der chirurgische Eingriff hat Anne in eine sehr
hohe Risikokategorie hinsichtlich der Osteoporose gebracht.
Dadurch ist sie einem doppelten Problem ausgesetzt: Verlust des
natürlichen Schutzes durch ihre körpereigenen Östrogene und
als Folge davon gleich von Anfang an zu wenig Knochensubstanz, und außerdem Beschleunigung der Knochenverlustrate.
Trotzdem ist der Gehalt an Knochenmineralstoffen bei ihr normal. Dies ist zweifellos der Östrogentherapie zu verdanken,
obwohl gewiß auch die Zufuhr von Kalzium und Vitamin D, die

---

* Außerhalb der Bundesrepublik Deutschland PREMARIN.

sie in ausreichenden Mengen zu sich nimmt, sowie das körperliche Training geholfen haben.

Empfehlungen: Die Rate des Knochenverlustes bei Anne wird alljährlich mittels der Knochen-Densitometrie sowie eines Blut- und Urin-Tests überwacht. Wenn man dabei feststellt, daß keine Änderungen auftreten, mag es möglich sein, ihre Östrogendosen um die Hälfte zu verringern. Um die Möglichkeit einer Überreizung ihres Brustgewebes durch die Östrogene herabzusetzen und gleichzeitig einen zusätzlichen Effekt hinsichtlich ihrer Knochen zu erzielen, haben wir außerdem angeregt, in schwacher Dosierung auch Gestagene in ihren Behandlungskatalog mit aufzunehmen. Da Annes Uterus entfernt ist, steht die Frage nach einer möglichen Überreizung des Endometriums gar nicht erst zur Diskussion.

Wahrscheinlich wird bei Anne eine Hormontherapie zumindest so lange notwendig sein, bis sie 50 Jahre alt ist, vielleicht auch noch etwas länger. Da noch niemand zu sagen weiß, wie lange Östrogene gegen Knochenverlust schützen können (manche meinen, 10 Jahre), ist es außerordentlich wichtig, daß sie auch weiterhin körperliche Übungen betreibt. Solange darüber hinaus nicht bekannt ist, welche Art und welche Intensität von Gymnastik zur Verhütung von Knochenverlust, vielleicht auch zum Aufbau neuer Knochen erforderlich ist, haben wir Anne geraten, an einem jener Programme (z. B. Nautilus-Übungen) teilzunehmen, die die Knochen noch etwas intensiver belasten als ihre derzeitigen Übungen.

Renate

Renate ist 62 Jahre alt und im Alter von 48 in die natürlichen Wechseljahre gekommen. Sie ist groß, schlank und schmal, und sie hat zwei Kinder. Von einer leichten Arthritis abgesehen, ist sie völlig gesund. Zehn Jahre lang hat sie Östrogene eingenommen, seit den letzten vier Jahren nimmt sie keine mehr.

Renate macht täglich Streckübungen, in der Woche geht sie etwa 10 Kilometer spazieren. Sie ist Töpferin und in diesem

Gewerbe körperlich sehr aktiv; sie muß oft etwas heben und sich häufig bücken. Sie hat gute Eßgewohnheiten.

Ihre tägliche Kalziumzufuhr beträgt etwa 1750 Milligramm (nahezu ganz durch die Ernährung!), die tägliche Einnahme von Vitamin D etwa 600 Einheiten.

Anteil von Mineralstoffen in den Knochen: 0,84 Gramm pro Zentimeter, womit sie über dem für Frauen ihres Alters entsprechenden Durchschnitt liegt.

Bemerkungen: Renate hat ein positives Knochengleichgewicht, was mit Sicherheit zumindest für die Knochenrinde gilt. Sie macht regelmäßig körperliche Übungen, ißt ordnungsgemäß und ist körperlich stets aktiv. Als zu erwarten war, daß die Knochenverlustrate bei ihr ansteigen würde, nahm sie 10 Jahre lang Östrogene ein. Ob diese Hormone zum gegenwärtigen ausgezeichneten Zustand ihrer Knochen beigetragen haben, ist eine rein theoretische Frage; es wird daraus jedoch ersichtlich, daß eine Östrogenbehandlung bei grundsätzlich gefährdeten Frauen in der Tat angebracht ist.

Empfehlungen: Wir haben Renate empfohlen, ihre gegenwärtige Lebensweise beizubehalten und ihre Spaziergänge auf täglich über 3 Kilometer zu steigern. Wir werden die Dichte ihrer Knochen in jährlichen Abständen messen, bis sie 65 Jahre alt geworden ist; dadurch wollen wir feststellen, ob sich ein Knochenverlustsymptom abzuzeichnen beginnt. Wenn dieses Phänomen normal ist, reichen alljährliche Wiederholungsuntersuchungen aus.

Lilly

Lilly ist 57 Jahre alt und vor 7 Jahren in die Wechseljahre gekommen. Um bei heftigen Hitzewallungen Erleichterung zu finden und zur Verhütung von Knochenverlust hat sie Östrogene eingenommen. In ihrer Familie gab es viele Fälle von Osteoporose; außerdem leidet sie an Arthritis.

Bei einer vor drei Jahren vorgenommenen Gewebsuntersuchung im Bereich des Endometriums stellte sich eine Überreizung ihrer Gebärmutterschleimhaut heraus. Man verschrieb ihr daher ein Gestagen, das zusätzlich zu den Östrogenen einzunehmen war. Eine sechs Monate später vorgenommene Gewebsuntersuchung zeigte, daß ihr Uterus wieder normal war. Seit dieser Zeit steht Lilly unter dieser kombinierten Hormontherapie und menstruiert nun regelmäßig. Einmal im Jahr wird bei ihr eine Gewebsuntersuchung im Bereich des Endometriums vorgenommen.

Ihre tägliche Kalziumzufuhr beträgt 700 Milligramm, die tägliche Einnahme von Vitamin D lediglich 25 Einheiten.

Anteil von Mineralstoffen in den Knochen: 0,95 Gramm pro Zentimeter, was über dem für Frauen ihres Alters entsprechenden Durchschnitt liegt.

Bemerkungen: Lillys Fall zeigt, wie wichtig eine sorgfältige Untersuchung bei einer langfristigen Östrogenbehandlung ist. Obwohl das Östrogen hinsichtlich ihrer Knochen zweifellos geholfen hat, führte es auch zu einer Überreizung ihrer Gebärmutterschleimhaut. Die Änderung dieses Zustands wurde effektiv durch Beigabe des Gestagen herbeigeführt. Eine Folge ist die monatliche Menstruation. Bemerkenswert ist, daß bei Lilly der Anteil von Mineralstoffen in den Knochen größer als der Durchschnittswert bei Frauen ihres Alters ist. Gemessen an der Krankengeschichte ihrer Mutter, bei der die Osteoporose, woran sich Lilly noch deutlich erinnert, zur Verkrüppelung geführt hatte, ist die Menstruation nur ein geringer Preis, den Lilly zu zahlen hat.

Empfehlungen: Wir haben empfohlen, daß Lilly ihr kombiniertes Hormonprogramm beibehält, jedoch die tägliche Einnahme von Kalzium und Vitamin D auf 1000 Milligramm beziehungsweise 400 Einheiten steigern soll. Außerdem haben wir ihr angeraten, mit regelmäßigen körperlichen Übungen zu beginnen. Da Lilly gern Fahrrad fährt, haben wir ihr vorgeschlagen, wöchentlich dreimal mehrere Kilometer zurückzulegen.

Von der Osteoporose bereits befallene Frauen

Diana

Diana ist 56 Jahre alt und kam mit 52 Jahren in ihr natürliches Klimakterium. Sie hat drei manifest gewordene und diagnostisch gesicherte medizinische Probleme: Osteoporose (mittels Durchleuchtung diagnostiziert), Bluthochdruck und Arthritis. Ihre Osteoporose wird mit einer täglichen niedrigen Dosis von konjugiertem Östrogen (PRESOMEN* mite) behandelt.

Diana trinkt täglich drei Tassen Kaffee und vier Tassen Tee. Sie raucht täglich ein Päckchen Zigaretten und macht keine regelmäßigen körperlichen Übungen.

Sie nimmt am Tag 412 Milligramm Kalzium und 22000 Einheiten Vitamin D zu sich, wobei die Vitamin-D-Menge hauptsächlich aus Ergänzungsmitteln stammt.

Anteil von Mineralstoffen in den Knochen: 0,48 Gramm pro Zentimeter, was erheblich unter dem Wert liegt, der für Frauen ihres Alters normal ist. Damit ist sie der großen Gefahr einer plötzlichen Fraktur ausgesetzt.

Bemerkungen: Obwohl sie erst 56 Jahre alt ist, hat Diana bereits eine so schwere Osteoporose, daß der Knochenverlust deutlich auf dem Röntgenschirm zu sehen ist. Das bedeutet, daß sie bereits 30 bis 40 Prozent ihrer Knochenmasse verloren hat. Ihre Arthritis ist ein häufig mit Osteoporose verbundenes und aus zwei Gründen bezeichnendes Problem: Ihre Gelenkschmerzen dürften den dringend erforderlichen körperlichen Übungen Grenzen setzen, und bestimmte Medikamente gegen Arthritis, insbesondere Kortison, können den Knochenverlust steigern.

Dianas Bluthochdruck ist ein zusätzliches Problem, denn durch eine entsprechende Östrogenbehandlung könnte er sich noch steigern. Sie nimmt jeden Monat jeweils 25 Tage eine niedrige Dosis Östrogen; das ist wahrscheinlich zuwenig, um ihre Knochen ausreichend zu schützen, wenngleich sich der Bluthochdruck dadurch wahrscheinlich nicht verschlimmert.

* Außerhalb der Bundesrepublik Deutschland PREMARIN.

Empfehlungen: Diana hat eine manifest gewordene Osteoporose. Zur Drosselung ihres Knochenverlustes und, wie zu hoffen ist, zur Förderung eines gewissen neuen Knochenwachstums braucht sie eine gezielte Behandlung. Ihre Kalziumzufuhr muß auf 1400 Milligramm pro Tag angehoben werden, was sie am einfachsten mit Kalziumergänzungsmitteln erreicht. Wir gaben ihr den Rat, mindestens eine Tablette kurz vor dem Zubettgehen am Abend einzunehmen. Diana nimmt übermäßig viel Vitamin D ein, die Menge muß auf 500 Einheiten pro Tag gesenkt werden, denn es ist bekannt, daß ein Übermaß an Vitamin D Knochenverlust verursacht.

Damit die Behandlung überhaupt eine Wirkung auf die Knochen zeitigt, sollte die Dosis von konjugiertem Östrogen auf 0,6 Milligramm angehoben werden. Diana wurde allerdings angewiesen, sich zur Klärung der Frage, ob bei ihr irgendwelche Probleme der Gebärmutterschleimhaut vorhanden sind, vor Erhöhung der Dosis einer Gewebsuntersuchung im Bereich des Endometriums zu unterziehen. Außerdem sollte sie jeden Monat 14 Tage zusammen mit den Östrogenen ein Gestagen einnehmen. Dies schützt nicht nur die Gebärmutterschleimhaut und die Brüste vor einer Überreizung durch Östrogene, es schützt auch ihre Knochen. Gewöhnlich führt diese Art der Hormonbehandlung zu Regelblutungen. Deshalb bereiteten wir Diana, als wir die Wichtigkeit der Behandlung darlegten, auf diese »Nebenwirkung« vor.

Diana wurde nahegelegt, mit dem Rauchen aufzuhören und den Kaffeekonsum herabzusetzen. Es wurde ihr auch gezeigt, wie sie sich beim Aufheben von Gegenständen bücken sollte, um weitere Kompressionsfaktoren zu vermeiden. Es wurde ihr empfohlen, täglich drei bis fünf Kilometer spazierenzugehen. Wenn die Osteoporose erst einmal zurückgegangen ist, läßt sich ein Übungsprogramm einleiten, das die Knochen mehr belastet.

Dianas Knochendichte wird alle drei Monate durch eine einfache und alle sechs Monate durch eine doppelte Photonabsorptionsmessung kontrolliert, und zwar so lange, bis wir Klarheit darüber haben, ob und wie das Therapieprogramm wirkt. Sodann wird sie einmal im Jahr untersucht.

Marta

Marta ist 77 Jahre alt, hat eine helle Haut, ist von kleiner Gestalt, und die Haut auf ihren Handrücken ist auffällig transparent. Im Alter von 43 Jahren kam sie in die natürlichen Wechseljahre. Sie hat keine Kinder. Vor neun Jahren hatte sie Lungenkrebs, der chirurgisch und mit Kobaltbestrahlung erfolgreich behandelt wurde. Sie hatte ein periodontales Leiden, das ausgiebiger zahnärztlicher Behandlung bedurfte.

Außer ihrer körperlichen Tätigkeit im Haushalt macht Marta gar keine körperlichen Übungen.

Ihre tägliche Kalzium- und Vitamin-D-Zufuhr beträgt 650 Milligramm bzw. 100 Einheiten.

Anteil von Mineralstoffen in den Knochen: 0,58 Gramm pro Zentimeter, was erheblich unter dem für Frauen ihres Alters entsprechenden Durchschnittswert liegt. Dadurch ist sie stark der Gefahr einer plötzlichen Fraktur ausgesetzt.

Bemerkungen: Abgesehen von ihrer verringerten Knochendichte ist Marta für eine Frau ihres Alters bei bester Gesundheit. Ihr periodontales Leiden kann mit der Osteoporose im Zusammenhang stehen, aber darüber läßt sich keine sichere Aussage machen.

Empfehlungen: Für Marta besteht die große Gefahr einer Oberschenkelhalsfraktur. Wir wollen gewährleisten, daß sie ohne die drohende Gefahr einer Lebensverkürzung oder einer Verkrüppelung infolge einer Oberschenkelhalsfraktur leben kann. Zunächst empfahlen wir ihr, ihre Nahrung durch mit Vitamin D verstärkte Kalziummittel zu bereichern, wobei wir ihr rieten, zumindest eine Dosis dieser Präparate für die Schlafenszeit zurückzulegen. Wir ermunterten sie, auch spazierenzugehen. Sie ist in guter körperlicher Verfassung, und ein täglicher Spaziergang von 3 bis 5 Kilometern liegt durchaus im Bereich der Leistungsfähigkeit ihres Kreislaufs.

Ihre Knochendichte sollte in sechsmonatigen Abständen überprüft werden. Wenn wir keine Besserung erkennen, werden wir überlegen, ob nicht doch besser eine Hormontherapie anzuraten ist.

Johanna

Johanna ist 68 Jahre alt; sie kam im Alter von 46 Jahren aufgrund eines chirurgischen Eingriffs in das Klimakterium. Nach diesem chirurgischen Eingriff erhielt sie weder Östrogene noch unterzog sie sich einer anderen Hormonersatztherapie. Johanna klagt über ständige Rückenschmerzen im mittleren Abschnitt des Thorax, die ihr Arzt mit Androgenen behandelt. Die Röntgenbilder ihres Rückgrats zeigten zwei Keilfrakturen und fünf Quetschfrakturen der Wirbelknochen. Sie wurde um über 15 Zentimeter kleiner; in ihrer Familie findet sich Osteoporose häufig.

Johanna hat 40 Jahre lang geraucht, und sie betreibt wenig körperliche Übungen.

Ihre tägliche Kalziumzufuhr beträgt 1387 Milligramm, aber sie nimmt praktisch überhaupt kein Vitamin D zu sich.

Anteil von Mineralstoffen in den Knochen: 0,67 Gramm pro Zentimeter, was erheblich unter dem für Frauen ihres Alters entsprechenden Durchschnittswert liegt; das setzt sie der großen Gefahr einer plötzlichen Fraktur aus.

Bemerkungen: Wir kennen Johannas Knochendichte zu der Zeit, als an ihr der chirurgische Eingriff vorgenommen wurde, nicht, so daß wir auch die Möglichkeit einer genetisch veranlagten Osteoporose nicht ausschließen können. Gewiß hat aber das Unterlassen einer Östrogenbehandlung auf das nach dem chirurgischen Eingriff erfolgte Klimakterium mit der gegenwärtig zu niedrigen Knochenmasse wesentlichen Einfluß gehabt.

Für die Wiederherstellung der ursprünglichen Knochenstruktur ihres Rückgrats ist leider überhaupt keine Behandlung möglich. Die Therapie muß also darauf ausgerichtet sein, weiteren Knochenverlust im Rückgrat aufzuhalten, ihre Rückenschmerzen zu mildern und sie vor der steigenden Gefahr einer Hüftfraktur zu bewahren.

Empfehlungen: Wir rieten Johanna, zu einer Kalziumergänzungstablette, die Vitamin D enthält, überzuwechseln; das hat sie getan. Sie erhält jetzt pro Tag 1400 Milligramm Kalzium und 600 Einheiten Vitamin D.

Hinsichtlich ihrer chronischen Rückenschmerzen empfahlen wir ihr, ein Bettbrett unter die Matratze zu legen, Übungen zur Kräftigung des Rückens und regelmäßige Spaziergänge. Wegen ihrer schlechten körperlichen Verfassung sollte sie zwar nicht zuviel spazierengehen, sie weiß nun aber, daß für den allmählichen Wiederaufbau ihrer Leistungsfähigkeit ein täglicher Spaziergang von wenigstens 3 Kilometern erforderlich ist.

Obgleich Johanna in die »Verlangsamungsphase« des Knochenverlusts eintritt, kennen wir ihre genaue Knochenverlustrate nicht. Bis sich diese feststellen läßt, haben wir eindringlich geraten, sich zur Einnahme von Hormonen zu entschließen: Wir empfahlen ihr zur Verlangsamung des Knochenverlustes und zur Minderung der Rückenschmerzen pro Tag 1,25 Milligramm konjugierte Östrogene (PRESOMEN*). Zum Schutz ihrer Brüste und ebenfalls zur Verlangsamung des Knochenverlustes sollte sie diese Hormone in Verbindung mit täglich einzunehmenden kleinen Gestagen-Dosen nehmen. Wenn sich ihr Zustand bessert, werden wir die Östrogene auf 0,6 Milligramm senken.

Johannas Knochenverlust wird nun alle drei Monate untersucht, sobald er sich stabilisiert hat, alle 6 Monate; nach zwei Jahren kann sie bis zu einer jährlichen Kontrolle »vorrücken«.

Klara

Klara ist 66 Jahre alt; sie kam im Alter von 38 Jahren aufgrund eines chirurgischen Eingriffs in das Klimakterium. Sie hat eine nachgewiesene Osteoporose mit fünf Wirbelknochenfrakturen, was zu einem Verlust der Körpergröße von 1,65 Meter auf 1,50 Meter geführt hat. Außerdem leidet Klara an Arthritis, Angina pectoris, an einem Ulkus und an Divertikulitis. Im letzten Jahr erhielt sie, um den Knochenverlust zu bremsen, täglich 0,6 Milligramm PRESOMEN*; außerdem nimmt sie Medikamente zur Senkung der Magensäuresekretion und zweimal täglich Metamucil gegen Verstopfung.

* Außerhalb der Bundesrepublik Deutschland PREMARIN.

Klara raucht täglich eine Schachtel Zigaretten. Die Hausarbeit ist ihre einzige körperliche Betätigung.

Ihre tägliche Kalziumzufuhr beträgt 1076 Milligramm, außerdem nimmt sie spezielle Vitamin-D-Ergänzungsmittel mit insgesamt über 14 500 Einheiten.

Anteil von Mineralstoffen in den Knochen: 0,58 Gramm pro Zentimeter, was erheblich unter dem für Frauen ihres Alters angemessenen Durchschnittswert von 0,78 Gramm pro Zentimeter liegt; die Gefahr plötzlicher Frakturen ist groß.

Bemerkungen: Klara hat ein kompliziertes Bild einer manifest gewordenen Osteoporose sowie auch anderer Leiden, deren Behandlung die Osteoporosetherapie beeinträchtigen können. Erst kürzlich hat man festgestellt, daß z. B. Metamucil die Absorption von Östrogenen hemmt. Die heilsamen Wirkungen ihrer Hormonbehandlung sind infolgedessen wahrscheinlich unbedeutend. Obwohl Klaras Einnahme von Kalzium einigermaßen ausreicht, ist die tatsächlich absorbierte Kalziummenge nicht bekannt, da sie wegen ihrer Divertikulitis sehr faserreiche Kost zu sich nimmt. Überdies nimmt sie im Verhältnis zur Kalziumzufuhr übermäßig viel Vitamin D ein, was den Knochenabbau anregen kann.

Empfehlungen: Wir empfahlen Klara, ihre Kalziumzufuhr auf 1400 Milligramm pro Tag zu steigern und diese Ergänzungsmittel wegen der stark faserreichen Kost zwischen den Mahlzeiten einzunehmen, 500 Milligramm ihrer Tagesdosis möge sie für den Abend vor dem Zubettgehen aufheben. Außerdem sollte sie die Vitamin-D-Zufuhr auf 500 Einheiten pro Tag senken.

Wegen des hemmenden Effekts von Metamucil haben wir Klara geraten, den Östrogengehalt im Blut messen zu lassen, um herauszufinden, wieviel Östrogen tatsächlich absorbiert wird. Je nach den Meßergebnissen könnte die Östrogengabe gesteigert oder das Metamucil abgesetzt werden.

Außerdem empfahlen wir ihr, mit in Grenzen gehaltenen und wegen der Angina pectoris überwachten körperlichen Übungen zu beginnen und weniger zu rauchen – oder besser, das Rauchen völlig einzustellen. Klara wird nun alle drei Monate untersucht.

Helene

Helene ist 56 Jahre alt und befindet sich seit 2 Jahren im Klimakterium. In ihrer Familie gab es ernste Fälle von Osteoporose. Sie erlitt bereits mehrfach Frakturen des Handgelenks, die sämtlich unmittelbar auf ein Trauma zurückgingen. Sie leidet an Arthritis, gegen die sie Medikamente einnimmt. Da Helene einen akuten Gebärmuttervorfall hat (das die Gebärmutter tragende Gefüge ist erschlafft, was dazu führt, daß die Gebärmutter in die Scheide »hineinfällt«), wurde ihr geraten, die Gebärmutter operativ entfernen zu lassen. Dies ist jedoch bislang nicht geschehen.

Ihre Ernährung ist einigermaßen ausgewogen. Sie geht jeden Tag anderthalb bis zweieinhalb Kilometer spazieren.

Ihre tägliche Kalziumzufuhr beträgt 962 Milligramm, und die Einnahme von Vitamin D beträgt pro Tag 200 Einheiten.

Anteil von Mineralstoffen in den Knochen: 0,65 Gramm pro Zentimeter, was erheblich unter dem ihren Alter entsprechenden Durchschnittswert liegt und was sie auch weiterhin der großen Gefahr plötzlicher Frakturen aussetzt.

Bemerkungen: Wir meinen, Helene bedarf aus zwei Gründen einer Östrogenbehandlung: 1. Sie wird ihr die Möglichkeit geben, von dem Kalzium, das sie einnimmt, mehr zu absorbieren und weniger auszuscheiden; beide Faktoren tragen dazu bei, ein positives Kalziumgleichgewicht zu erreichen. 2. Die Behandlung müßte die Rate ihres Knochenverlusts herabsetzen, denn es ist ja zu bedenken, daß sie sich in der Phase des größten Knochenverlustes befindet. Wahrscheinlich muß die Behandlung 10 Jahre andauern, damit sie auch wirklich effektiv ist.

Empfehlungen: Wir haben Helene geraten, die von ihrem Arzt vorgeschlagene operative Entfernung der Gebärmutter vornehmen zu lassen. Das wird sie nicht nur von den leidvollen Symptomen des Gebärmuttervorfalls erlösen, sondern auch die Sorge, daß die Östrogene ihr Endometrium überreizen könnten, zunichte machen. (Eine operative Entfernung der Gebärmutter sollte übrigens nie allein aus dem Grunde vorgenommen werden, um der Patientin die Einnahme von Hormonen ohne die erforderliche Gewebsuntersuchung im Bereich des Endometriums zu gestatten oder sie vor den lästigen möglichen Monatsblutungen zu bewahren!) Wir empfahlen eine Hormonbehandlung und rieten Helene dringend, ihre Kalziumeinnahme auf 1200 bis 1400 Milligramm pro Tag und ihre Vitamin-D-Einnahme auf 400 Einheiten zu erhöhen.

Marianne

Marianne ist 53 Jahre alt und befindet sich im 3. Jahr nach der Menopause. In ihrer Familie gab es Fälle von Osteoporose; ansonsten sind bei ihr aber keine weiteren signifikanten Merkmale vorhanden.

Marianne trinkt täglich 120 bis 180 ccm Alkohol, und zwar seit den letzten 20 bis 25 Jahren. Sie betreibt jeden Tag etwa 10 Minuten gymnastikartige Übungen und spielt regelmäßig Golf.

Ihre tägliche Kalziumzufuhr beträgt 625 Milligramm; sie setzt sich regelmäßig der Sonne aus, bezieht aber sonst kein Vitamin D aus Nahrungsmitteln.

Anteil von Mineralstoffen in den Knochen: Erste Feststellung – 0,79 Gramm pro Zentimeter; das liegt unter dem Durchschnittswert für ihr Alter und bedeutet, daß sie eine Tendenz in die Richtung plötzlicher Frakturen entwickelt. Sechs Monate später – 0,74 Gramm pro Zentimeter; dies entspricht einem Verlust, der gleichbedeutend ist mit 9,4 Prozent pro Jahr.

Bemerkungen: Als Marianne erstmals zur Untersuchung kam, wurde ihr geraten, mehr Kalzium und Vitamin D zu sich zu nehmen und ihren Alkoholkonsum einzuschränken. Während der Periode von sechs Monaten zwischen den Messungen des Gehalts an Mineralstoffen in den Knochen steigerte sie die Einnahme von Kalzium und von Vitamin D bis zu einem Grenzwert von 850 Milligramm bzw. 150 Einheiten pro Tag; sie war jedoch außerstande, den Alkoholkonsum herabzusetzen.

Empfehlungen: Wir betonten, wie wichtig genügende Mengen von Kalzium und von Vitamin D für sie seien, und rieten ihr, da es ihr so schwerfiel, diese benötigten Stoffe ausschließlich aus der

Nahrung zu beziehen, Kalziumpräparate einzunehmen. Wir ermahnten sie, mindestens ein Drittel der Tagesdosis dieser Ergänzungsmittel vor dem Schlafengehen einzunehmen, und erklärten ihr auch, daß zuviel Alkohol das Kalziumgleichgewicht gefährden kann. Zwar wissen wir noch nicht genau, wieviel Alkohol zuviel ist, sind in Mariannes Fall aber ziemlich sicher, daß 120 bis 180 ccm zuviel sind. Hinsichtlich körperlicher Übungen legten wir Marianne nahe, beim Golfspiel die 18 Löcher zu Fuß zurückzulegen statt im Golfwagen.

Da sich die Rate ihres Knochenverlustes rasch zu steigern scheint und es kaum möglich sein wird, diese Entwicklung durch Ernährung und körperliche Übungen zu stoppen, legten wir ihr nahe, mit ihrem Arzt über eine Hormonbehandlung zu sprechen. Auf jeden Fall wird sie jetzt in dreimonatigen Abständen untersucht. Nur mittels einer Anzahl wiederholter Messungen werden wir imstande sein, die Knochenverlustrate genau abzustecken und die notwendige Behandlung festzulegen.

Gudrun

Gudrun ist 26 Jahre alt und hat nie menstruiert. Man hat ihr mitgeteilt, daß ihre Ovarien funktionsuntüchtig sind. Ihr Uterus ist normal; auch ansonsten ist sie in gesundheitlich guter Verfassung. Sie hat sich niemals einer Hormonbehandlung unterzogen.

Gudrun macht jeden Tag fünf bis zehn Minuten Freiübungen, außerdem schwimmt sie, je nach Jahreszeit, regelmäßig.

Ihre Zufuhr von Kalzium und von Vitamin D ist völlig unzureichend – sie nimmt pro Tag lediglich 360 Milligramm bzw. 43 Einheiten zu sich.

Anteil von Mineralstoffen in den Knochen: 0,81 Gramm pro Zentimeter; das liegt unter dem ihrem Alter entsprechenden Durchschnittswert und bedeutet, daß sie eine Tendenz zu plötzlichen Frakturen entwickeln könnte.

Bemerkungen: Obwohl Gudruns Ovarien nicht entfernt wurden, illustriert ihr Fall, daß ein beschleunigter Knochenverlust und eine vorzeitige Osteoporose Folgen unterlassener Hormonbehandlungen nach der Entfernung der Ovarien vor dem Klimakterium sind; analoge Entwicklungen finden sich bei 50 Prozent aller Frauen, die sich in dieser Lage befinden. Es sei daran erinnert, daß Gudrun erst 26 Jahre alt ist und bereits einen geringen Gehalt an Knochenrinde hat; aller Wahrscheinlichkeit nach ist auch der Gehalt an Knochenbälkchen (das wurde nicht gemessen) geringer.

Empfehlungen: Gudrun muß Östrogene und Gestagene erhalten: Östrogene zur Herabsetzung des Knochenverlustes und Gestagene zum Schutz ihrer Brüste und der Gebärmutterschleimhaut vor Überreizung durch die Östrogene.

Sie erfuhr nun, daß zur Kontrolle der Gebärmutterschleimhaut drei Jahre lang eine alljährliche Gewebsuntersuchung im Bereich des Endometriums erforderlich sein wird; wenn das Ergebnis negativ ist, kann diese Untersuchung alle zwei, eventuell auch alle drei Jahre vonstatten gehen. Sie wurde in der Selbstuntersuchung der Brust unterwiesen. Um ein gut kontrastiertes Bild vom Gefüge ihrer Brust zu erhalten, wird in Kürze eine Mammographie vorgenommen, die dann alle drei Jahre wiederholt wird. Der Anteil der Mineralstoffe in den Knochen wird mindestens zwei Jahre lang alle sechs Monate untersucht, sodann alljährlich, bis eindeutig feststeht, daß die Behandlung anschlägt.

11

Eine gesunde Zukunft planen

Die Osteoporose ist bei älter werdenden Frauen eine der größten Gefahrenquellen für die Gesundheit. Die Frauen und alle beruflich im Gesundheitswesen Tätigen sollten ihre Aufmerksamkeit daher beizeiten auf die Vorbeugung richten; denn ein Knochen läßt sich nicht wiederherstellen, wenn er erst einmal verloren ist. Die Unkenntnis über die Gefahren der Osteoporose und all das, was ursächlich mit ihr zusammenhängt, sind genauso gefährlich wie ein Mangel an Kenntnissen, wie man ihr vorbeugt.

Viele Frauen kommen zu einer Zeit in die Wechseljahre, in der das Lebenswerk und die Lebensziele neu überdacht werden. Die Lebensmitte ist häufig eine Zeit der Besinnung über die Vergangenheit und der Zukunftsplanung.

So wie Sie die finanzielle, soziale und seelische Sicherheit der späteren Jahre planen, sollten Sie auch ein Programm für Ihre körperliche Gesundheit entwerfen. Wenn Sie also darauf achten, sich richtig zu ernähren, körperlich aktiv zu bleiben und vielleicht auch jetzt schon Hormone einzunehmen, fühlen Sie sich nicht nur unmittelbar besser, sondern sie werden auch in den kommenden Jahren gesund bleiben. Um Ihre Lebensjahre nach dem Klimakterium voll genießen zu können, müssen Sie gesund sein!

Jetzt, bevor der Knochenverlust einsetzt, ist es an der Zeit, Vorbeugemaßnahmen zu treffen. Dazu ist es nie zu früh, aber es könnte schnell zu spät sein.

Verzeichnis medizinischer Fachausdrücke

Adrenopause: Die Zeit, gewöhnlich um das 65. Lebensjahr, in der sich die Produktion einiger Nebennierenhormone verlangsamt.

Akute Phase: Die durch einen heftigen Schmerz in der Frakturebene charakterisierte Zeit unmittelbar nach dem Bruch eines Knochens der Wirbelsäule des Rückgrats. Diese Phase währt in der Regel 1 bis 4 Wochen; ihr folgt ein dumpfer Muskelschmerz in der chronischen Phase.

Alkalische Phosphatase: Ein am Kalziummetabolismus beteiligtes Enzym der Leber.

Aminosäuren: Organische chemische Verbindungen, die einfachsten Hauptbestandteile (Bausteine) der Proteine (Eiweißkörper).

Anabolische Steroide: Hormone, die das Wachstum des Gewebes anregen; sie ähneln den Androgenen.

Androgene: Hormone, die die Entwicklung und die Aufrechterhaltung männlicher Geschlechtsmerkmale, bei Männern auch die Fortpflanzung fördern. Gebildet werden die Androgene bei Männern in den Hoden und in den Nebennieren, bei Frauen in geringen Mengen in den Nebennieren.

Angina pectoris: Krampfartige Beklemmung oder Erstickungsqual in der Brust.

Antacida: Pharmaka zur Neutralisierung der Magensäure bei Übersäuerung.

Antikonvulsiva: Zur Steuerung von plötzlichen Krämpfen, wie z. B. bei epileptischen Anfällen, gebräuchliche Medikamente.

Beckenentzündung: Eine bakterielle Entzündung der tiefer gelegenen Beckenregion.

Bikonkav: Nach innen oder nach außen gewölbte Oberfläche vorn und hinten.

Biopsie: Siehe »Gewebsuntersuchung«.

Cervix: Das schmale untere Ende der Gebärmutter, das in die Scheide hineinragt (Schleimhautabstriche nach Papanicolaou werden der Cervix entnommen).

Chirurgisch bewirktes Klimakterium: Ein durch operative Entfernung der Ovarien vorzeitig verursachtes Klimakterium, in das die Frau eintritt, ehe sie in die natürlichen Wechseljahre gekommen ist.

Chronische Phase: Die der akuten Phase nach der Fraktur eines Wirbelknochens im Rückgrat folgende Zeit. Sie ist durch einen dumpfen Muskelschmerz in der Mitte oder im unteren Abschnitt des Rückens charakterisiert.

CT – Computer-Tomografie: Eine Methode zur Sichtbarmachung von Gewebe- oder Knochen-Querschnitten durch Röntgenstrahlen.

Cushing-Syndrom: Überaktivität der Nebennieren.

Densitometer: Ein Instrument, das die Messung der Knochendichte durch die Bestimmung der Strahlenmenge, welche die Knochen absorbieren können, zuläßt.

Diabetes: Eine Krankheit, die die Fähigkeit des Körpers, Zucker aufzuspalten, beeinträchtigt.

Diuretika: Die Urin-Ausscheidung fördernde Medikamente.

Divertikulitis: Entzündung eines Teils des Darms; sie verursacht in der Regel krampfartige Schmerzen in der linken unteren Seite des Unterleibs.

Doppelte Photonenabsorptionsmessung: Eine empfindliche Methode zur Messung der Menge an Knochenbälkchen im Rückgrat.

Eineiige Zwillinge: Zwillinge, die einem einzigen befruchteten Ei entstammen.

Einfache Photonenabsorptionsmessung: Eine empfindliche Methode zur Messung der Knochendichte in den Langknochen des Körpers, gewöhnlich des Arms.

Elle: Der innere und größere Unterarmknochen.

Endometriose: Ein manchmal schmerzhaftes Auftreten von Teilen des Gebärmutterschleimhautgewebes außerhalb der Gebärmutter; sie haften an den Oberflächen der Gebärmutter, des Eileiters und des Mastdarms.

Endometrium: Die Schleimhaut der Gebärmutterinnenwand.

Endometriumkarzinom: Krebs in der Gebärmutterschleimhaut.

Femur: Der Oberschenkelknochen als längster und kräftigster Knochen im menschlichen Körper.

»Fischwirbel«: Der Beginn des Zusammenbruchs zweier Wirbelknochen des Rückgrats; in dieser Zeit erinnert der Zwischenraum zwischen den Wirbelknochen an die Umrisse eines Fisches.

Fluor: Ein chemisches Element, das Bildung und Wachstum von Zähnen und Knochen fördert. Zuweilen wird es in einigen Gemeinden dem Trink- bzw. Brauchwasser zum Schutz gegen Zahnkaries zugefügt; auch findet es versuchsweise bei der Behandlung der Osteoporose Verwendung.

Gestagen: Ein synthetisches, dem natürlich vorkommenden Hormon Progesteron ähnliches Präparat.

Gewebsuntersuchung im Bereich des Endometriums: Ein Verfahren zur Entnahme einer Probe von der Gebärmutterschleimhaut zwecks Untersuchung.

Hirnanhangdrüse: Ein kleines ovales Organ in der Gehirnbasis. Es erzeugt viele wichtige Hormone; man nannte sie auch schon die »Meisterdrüse«.

Hormon: Eine chemische Substanz, die in einem bestimmten Körperteil erzeugt und durch das Blut zu einem anderen Körperteil befördert wird, wo sie spezielle Wirkungen ausübt.

Hormontherapie: Behandlung zum Ersatz nach Entfernung der Ovarien fehlender Hormone (so z. B. nach einem aufgrund eines chirurgischen Eingriffs erfolgten Klimakterium), oder zur Korrektur eines hormonalen Ungleichgewichts (das etwa nach einem natürlichen Klimakterium eintreten kann).

Hüllen: Die Deckschicht außerhalb, zwischen und innerhalb der Knochenoberfläche. Die periostale Deckschicht ist die äußere, die endostale Deckschicht die innere Oberfläche, die die Knochenmarkhöhle auskleidet, und die intrakortikale Deckschicht ist der Bereich zwischen diesen beiden Schichten.

Hyperparathyreoidismus: Überfunktion der Nebenschilddrüsen.

Hyperthyreoidismus: Überfunktion der Schilddrüse.

Hypertonie: Bluthochdruck.

Hysterektomie: Operative Entfernung der Gebärmutter. Eine totale oder vollständige Hysterektomie beruht auf einer chirurgischen Entfernung sowohl des Uterus als auch der Cervix.

Kalzitonin: Ein primär von der Schilddrüse freigesetztes »kalziumsparendes« Hormon. Es bewirkt eine Drosselung des Knochenabbaus.

Kalzium: Ein metallisches, in nahezu allen lebenden Geweben vorhandenes Element. Es verleiht dem Knochen den größten Teil seiner strukturellen Eigenschaften (99% des sich im Körper befindlichen Kalziums stecken in den Knochen); außerdem erforderlich für die Kontraktionsfähigkeit der Muskeln, für die Blutgerinnung und für die Reizübertragung der Nerven.

Kalziumgleichgewicht: Das Ergebnis der Prozesse, bei denen Kalzium in den Körper hineinkommt (durch die Nahrung) und aus dem Körper austritt (durch Schweiß, Harn und Exkremente). Ein negatives Kalziumgleichgewicht bedeutet, daß mehr Kalzium abgegeben wird, als in den Körper hineingelangt (das bei diesem Prozeß zusätzlich ausgeschiedene Kalzium stammt von den Knochen). Ein positives Kalziumgewicht bedeutet, daß mehr Kalzium eingenommen als ausgeschieden wird.

Kalzium-Phosphor-Verhältnis: Die Menge des in der Nahrung enthaltenen Kalziums im Verhältnis zum in der Nahrung enthaltenen Phosphor.

Kalzium-»Thermostat«: Ein mit dem Nebenschilddrüsenhormon, dem Vitamin D und dem Kalzitonin zusammenhängender Regulationsmechanismus, der eine verhältnismäßig gleichbleibende Menge von Kalzium im Blut aufrechterhält.

Keilfraktur: Der Bruch eines Knochens der Wirbelsäule, bei dem die Vorderseite, jedoch nicht der hintere Abschnitt des Wirbelknochens zusammengebrochen ist.

Knochenbälkchen: Der poröse, schwammige Knochen, der die Knochenmarkhöhle auskleidet und von der Knochenrinde umgeben ist.

Knochenmasse: Die totale Knochenmenge des Körpers. Die gesamte Knochenmasse wächst von Geburt an und erreicht um das 30. Lebensjahr den Höhepunkt. Danach sinkt sie in dem Maße ab, wie der altersbedingte Knochenverlust fortschreitet.

Knochenmineralisierung: Die letzte Stufe bei der Bildung neuer Knochen, wenn Kalzium- und Phosphorkristalle die Kollagen-Grundsubstanz ausfüllen.

Knochenneubildung: Der zyklische Prozeß des Knochenabbaus und der Knochenbildung, der das Wachstum, die Aufrechterhaltung und die Wiederherstellung des Knochengewebes fördert.

Knochenrinde: Der harte, dichte Knochen, der die äußere Schale aller Knochen bildet.

Kollagen: Der Eiweißkörper, der tragender Bestandteil des Knochens, des Bindegewebes, der Knorpel und der Haut ist.

Kortikosteroide: Den Nebennierenhormonen gleichende Medikamente; manchmal werden sie zur Behandlung von Asthma oder Arthritis benutzt.

Kortison: Ein Nebennierenhormon, das für die Knochen schädlich sein kann. Mögliche Schädigungen treten auch bei einem Medikament auf, das dem Nebennierenhormon gleicht.

Kürette: Ein kleines, zum Auskratzen kleiner Gewebsteile der Gebärmutterschleimhaut benutztes Instrument; diese Gewebsteile werden sodann mikroskopisch untersucht.

Kyphose: Außenkrümmung des oberen Teils des Rückgrats.

Laktase: Ein die Zuckerart Laktose in kleine, leicht verdauliche Bestandteile abbauendes Darmenzym.

Laktasemangel: Ein Mangel an dem Enzym Laktase; er führt nach dem Essen laktosehaltiger Nahrungsmittel zu lästigen gastrointestinalen (Magen und Darm betreffenden) Erscheinungen. (Man bezeichnet ihn auch als Laktose-Intoleranz.)

Laktose: Eine Zuckerart, die sich in Milch und anderen Milchprodukten befindet.

Ligamente: Bänder.

Lordose: Innenkrümmung des unteren Teils des Rückgrats.

Lumbale Wirbelknochen (Vertebrae lumbales): Die Knochen der Wirbelsäule im unteren Bereich des Rückens.

»Matronenbuckel«: Ein Auswuchs oder Höcker auf dem oberen Teil des Rückens; verursacht durch einen schmerzhaften Zusammenbruch der Wirbelknochen und einer Außenkrümmung des oberen Teils der Wirbelsäule.

Menopause: Zeitpunkt der letzten Monatsblutung im Klimakterium.

Mittelhandknochen: Die Knochen zwischen Handgelenk und Fingern.

Natürliches Klimakterium: Eine durch die Abnahme von Östrogen und Progesteron charakterisierte Entwicklungsphase; das Ende der Menstruation und der Gebärfähigkeit. Bei den meisten Frauen kommt es im Alter um das 50. Lebensjahr zum Klimakterium bzw. zu den Wechseljahren.

Nebennieren: Kleine, an den oberen Polen der Nieren anliegende pyramidenförmige Drüsen.

Nebennierenhormone: In den Nebennieren gebildete und von den Nebennieren ausgeschüttete Substanzen. Manche dieser Hormone sind für den Knochen schädlich.

Nebenschilddrüse: Vier kleine, nahe der Schilddrüse gelegene Organe (zwei an jeder Seite) im Hals.

Nebenschilddrüsenhormon: Eine von der Nebenschilddrüse ausgeschüttete Substanz, die auf niedrige Kalziumwerte im Blut anspricht. Sie regt den Knochenabbau zu dem Zweck an, Kalzium aus den Knochen zu lösen, um den Kalziumgehalt des Blutes wieder zu normalisieren.

Östrogene: Hormone, die die Entwicklung und Aufrechterhaltung weiblicher Geschlechtsmerkmale, bei Frauen auch die Fortpflanzung, fördern. Gebildet werden die Östrogene bei den Frauen in den Ovarien, bei Männern in geringen Mengen in den Hoden.

Osteoblasten: Kleine, den Kollagen-Mutterboden neuer Knochen bildende Zellen, die die von den Osteoklasten gegrabenen Höhlungen ausfüllen.

Osteoklasten: Große Zellen, die durch »Graben« von Höhlungen in bereits vorhandenes Knochengewebe den Zyklus der Knochenneubildung einleiten.

Osteomalazie: Ein durch Vitamin-D-Mangel verursachtes und durch unzulängliche Mineralisierung des neuen Knochens charakterisiertes Knochenleiden bei Erwachsenen.

Osteopenie: Eine Reduktion der gesamten Knochenmasse unter den Normalstand, wobei diese Abnahme jedoch noch unter der mit einer Fraktur verbundenen Menge liegt.

Osteoporose: Eine Abnahme der gesamten Knochenmasse (gekennzeichnet durch zunehmende Porosität und Verdünnung der Knochen) bis zu einem Punkt, da es zu mikroskopisch kleinen oder auch deutlicher erkennbaren Frakturen gekommen ist. Die primäre Osteoporose ist nicht auf eine einzelne Ursache zurückführbar; gewöhnlich ist sie das Ergebnis eines Zusammenspiels von genetischen, ernährungsabhängigen und umweltbedingten Faktoren. Die sekundäre Osteoporose ist gewöhnlich die Folge der Einnahme bestimmter Medikamente und/oder einer Krankheit, die den Knochenverlust verursacht. Zur nachklimakterischen Osteoporose kommt es bei 25 Prozent aller Frauen nach einem natürlichen Klimakterium; außerdem sind 50 Prozent der Frauen gefährdet, die nach einem aufgrund eines chirurgischen Eingriffs erfolgten Klimakterium nicht mit einer Hormontherapie behandelt wurden. Ein unmittelbarer Zusammenhang besteht mit dem Mangel an Östrogenen und Progesteron, aber auch mit dem Zusammenspiel von genetischen, ernährungsabhängigen und umweltbedingten Faktoren. Eine krankheitsbedingte Osteoporose ist die Folge einer längeren Ruhigstellung, von Bettruhe oder Lähmung.

Ovarektomie: Operative Entfernung der Ovarien bzw. der Eierstöcke.

Ovarien: Eierstöcke.

Oxalat: Chemische Verbindungen, die bei der Kalziumabsorption eine Rolle spielen können. Man findet Oxalat in einigen grünen Blattgemüsearten.

Parodontose: Ein manchmal gleichbedeutend mit periodontalem Leiden gebrauchter Ausdruck.

Periodontales Leiden: Eine Entzündung der Zahnfächer, die zur Lockerung, manchmal auch zum Verlust der Zähne führen kann.

Phosphor: Ein nichtmetallisches, in jedem lebenden Gewebe vorkommendes Element, das an fast jedem metabolischen Prozeß beteiligt ist. Zusammen mit Kalzium bildet es einen großen Teil des strukturellen Stützgerüstes der Knochen.

Phytate: Phosphorhaltige Verbindungen, die die Kalziumabsorption beeinträchtigen können. Sie kommen in den äußeren Hülsen von Getreidekörnern vor.

Plaque: Zahnbelag, der bakterielles Wachstum begünstigen kann.

Plazebo: Ein Medikament ohne Wirksubstanz, häufig in Tablettenform; es wird bei kontrollierten wissenschaftlichen Untersuchungen eingesetzt, um die Wirksamkeit von Medikamenten zu prüfen.

Progesteron: Das während der zweiten Hälfte des Menstruationszyklus in den Ovarien erzeugte Hormon. Es dient zur Vorbereitung des Uterus auf die Schwangerschaft.

Quetschfraktur: Der Bruch eines Knochens der Wirbelsäule des Rückgrats, bei dem sowohl die vorderen als auch die rückwärtigen Abschnitte zusammengebrochen sind.

Rachitis: Eine Knochenkrankheit bei Kleinkindern und jüngeren Kindern; sie wird durch Vitamin-D-Mangel verursacht und führt zu mangelhaftem Knochenwachstum.

Radiographische Photodensitometrie: Eine Methode zur Messung der Knochendichte mit Röntgenstrahlen.

Radiometrie: Eine Methode zur Messung der äußeren Knochenrindenschale mit Röntgenstrahlen.

Radius: Der kleinere und kürzere der beiden Unterarmknochen.

Radiusfraktur, Distale: Ein Bruch des unteren Teils des Radius; in der Umgangssprache ein »Handgelenkbruch«.

Remission: Die Zeit nach einer Fraktur eines Wirbelknochens des Rückgrats; sie folgt den akuten und chronischen Phasen, in denen sich die Symptome und Schmerzen verringern.

Resorption: Der Prozeß des Knochenabbaus während des Prozesses der Knochenneubildung.

Rezeptor: Eine winzige Teilfläche auf den Oberflächen der Zellen oder Membranen, wo spezifische Substanzen ihre Wirkungen »anpassen« (wie Schloß und Schlüssel) und ausüben.

Rheumatische Arthritis: Eine chronische Gelenkentzündung.

Schilddrüse: Ein primär zur Steuerung der Stoffwechselrate verantwortliches Organ an der Halsbasis.

Schilddrüsenhormone: Von der Schilddrüse ausgeschüttete Substanzen, die den Metabolismus (Stoffwechsel) steuern. Zu große Mengen können Knochenverlust verursachen.

Tastzirkel: Ein Instrument mit zwei gebogenen oder gewölbten Schenkeln, das sich so einstellen läßt, daß ganz präzise Messungen der Dicke oder der Weite möglich sind.

Thorakalwirbel: Die Knochen des Rückgrats in der Rückenmitte.

Transparente Haut: Dünne, unpigmentierte Haut, durch die man die ausgeprägten Einzelheiten der darunterliegenden Adern sehen kann.

Undurchsichtige Haut: Haut von normaler Dicke.

Uterus: Gebärmutter.

Vitamin D: Man kann diese Substanz gleichermaßen als Vitamin oder als Hormon ansehen. Vitamin D wird in der Haut während der Sonnenbestrahlung erzeugt, aber auch von verschiedenen Nahrungsmitteln bezogen. Im Körper gehört das Vitamin D zu einem der drei Kalzium-»Thermostat«-Hormone. Normale Mengen sind für den Knochen heilsam, es fördert die Kalziumabsorption und begrenzt die Ausscheidung von Kalzium. Große Mengen können zum Knochenverlust führen.

Wachstumshormone: Eine in der Hirnanhangdrüse erzeugte Substanz, die das Wachstum zahlreicher Körpergewebe anregt.

Zweieiige Zwillinge: Zwillinge, die gesondert befruchteten Eiern entstammen.

Kalzium-Tagebuch
Montag

Art und Menge der Speisen und Getränke	Kalziumgehalt (Milligramm)
Frühstück	
Mittagessen	
Abendessen	
Zwischenmahlzeiten	

Vitamin-, Kalzium- und Spurenelementepräparate:

»Knochenräuber« (wie Alkohol, Rauchen, Kaffee):

Haben Sie heute Ihre Übungen durchgeführt?

Kalzium-Tagebuch
Dienstag

Art und Menge der Speisen und Getränke	Kalziumgehalt (Milligramm)
Frühstück	
Mittagessen	
Abendessen	
Zwischenmahlzeiten	

Vitamin-, Kalzium- und Spurenelementepräparate:

»Knochenräuber« (wie Alkohol, Rauchen, Kaffee):

Haben Sie heute Ihre Übungen durchgeführt?

Kalzium-Tagebuch
Mittwoch

Art und Menge der Speisen und Getränke	Kalziumgehalt (Milligramm)
Frühstück	
Mittagessen	
Abendessen	
Zwischenmahlzeiten	

Vitamin-, Kalzium- und Spurenelementepräparate:

»Knochenräuber« (wie Alkohol, Rauchen, Kaffee):

Haben Sie heute Ihre Übungen durchgeführt?

Kalzium-Tagebuch
Donnerstag

Art und Menge der Speisen und Getränke	Kalziumgehalt (Milligramm)
Frühstück	
Mittagessen	
Abendessen	
Zwischenmahlzeiten	

Vitamin-, Kalzium- und Spurenelementepräparate:

»Knochenräuber« (wie Alkohol, Rauchen, Kaffee):

Haben Sie heute Ihre Übungen durchgeführt?

Kalzium-Tagebuch
Freitag

Art und Menge der Speisen und Getränke	Kalziumgehalt (Milligramm)
Frühstück	
Mittagessen	
Abendessen	
Zwischenmahlzeiten	

Vitamin-, Kalzium- und Spurenelementepräparate:

»Knochenräuber« (wie Alkohol, Rauchen, Kaffee):

Haben Sie heute Ihre Übungen durchgeführt?

Kalzium-Tagebuch
Samstag

Art und Menge der Speisen und Getränke	Kalziumgehalt (Milligramm)
Frühstück	
Mittagessen	
Abendessen	
Zwischenmahlzeiten	

Vitamin-, Kalzium- und Spurenelementepräparate:

»Knochenräuber« (wie Alkohol, Rauchen, Kaffee):

Haben Sie heute Ihre Übungen durchgeführt?

Kalzium-Tagebuch
Sonntag

Art und Menge der Speisen und Getränke	Kalziumgehalt (Milligramm)
Frühstück	
Mittagessen	
Abendessen	
Zwischenmahlzeiten	

Vitamin-, Kalzium- und Spurenelementepräparate:

»Knochenräuber« (wie Alkohol, Rauchen, Kaffee):

Haben Sie heute Ihre Übungen durchgeführt?

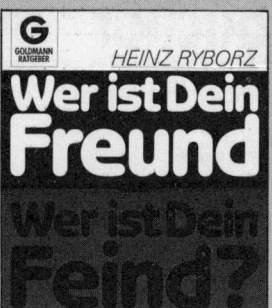
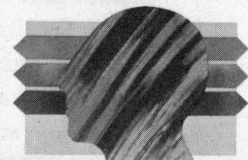
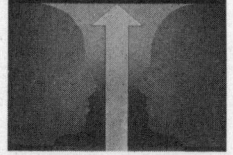
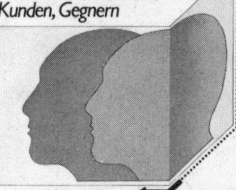